# VOYAGE

## A LA NOUVELLE FRANCE

# DU CAPITAINE CHARLES DANIEL

## DE DIEPPE

### 1629

PRÉCÉDÉ D'UNE INTRODUCTION

ET SUIVI D'APPENDICES ET DE NOTES,

PAR

### J. FÉLIX

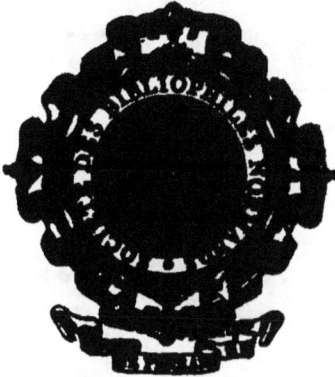

ROUEN

IMPRIMERIE DE HENRY BOISSEL

—

M.D.CCC.LXXXI.

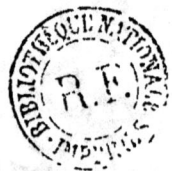

# INTRODUCTION.

Le 10 septembre 1755, les vaisseaux de l'Angleterre
déportaient sur des côtes lointaines les Acadiens, cou-
pables de ne s'être point résignés à oublier leur origine
et d'avoir gardé à la France une affection qui les rendait
suspects à leurs nouveaux maîtres. En face de cette hon-
teuse violence, l'on serait tenté de placer dans la bouche
de ces victimes innocentes, succombant sous la froide
cruauté d'un vainqueur impitoyable, trahies par la lâche
indifférence du monarque débauché qui voyait sans
remords périr notre marine et nos colonies la plainte
touchante de l'exilé romain :

> Nos patriæ fines et dulcia linquimus arva ;
> Nos patriam fugimus,.....

1

si la muse moderne n'avait immortalisé les tristesses
de ce lamentable exode en des vers dignes aussi de la
postérité et si le souvenir de ces injustes malheurs, le
récit de cette douloureuse iniquité n'avaient dicté au
chantre d'Evangeline ses plus chastes inspirations et
n'avaient empreint de la sensibilité la plus douce, de la
grâce la plus délicate, de l'émotion la plus pure l'œuvre
accomplie dont Longfellow a enrichi la poésie amé-
ricaine.

Les sentiments de sympathie qui unissent le Canada
à la France n'ont été affaiblis ni par le temps ni par les
évènements qui ont suivi leur séparation : communauté
d'origine, communauté de religion, communauté de langage, ce triple lien a créé entre nos frères de la Nouvelle France et nous des affinités dont la chaîne, si
parfois elle a été relâchée, n'a jamais été dénouée,
encore moins rompue. Ici comme là-bas l'on a gardé la
mémoire de ces hardis colons, de ces intrépides missionnaires, de ces braves guerriers qui, partis pour la plupart
des rives normandes, ont illustré le nom de leurs deux
patries et l'histoire des deux peuples confond dans la
même admiration le courage des Récollets et des Jésuites,
les découvertes de Jacques Cartier et les exploits de
Montcalm. Sur le territoire que la civilisation disputait
à la barbarie, les pionniers audacieux qui plantaient le
drapeau national avaient d'ailleurs à combattre d'autres

ennemis que les sauvages et dans ces pays inconnus les
luttes européennes se continuaient presque sans armes,
sans vivres, sans soldats, mais avec les ressources
improvisées par une indomptable énergie et un ardent
patriotisme.

Ce n'est point à cette place qu'il convient de refaire le
récit de la découverte et de la colonisation du Canada,
non plus que de rappeler les combats soutenus par une
poignée d'hommes contre les adversaires sans cesse
renaissants que leur opposait l'Angleterre en redoublant
des efforts favorisés par la supériorité d'une marine
nombreuse et bien équipée. Après les voyages de J. Cartier en 1534 et en 1535, François Ier avait nommé de
Roberval vice-roi du Canada en 1540. Henri IV, en 1598,
avait conféré le même titre au marquis de la Roche ; leurs
expéditions ne furent signalées que par les plus tristes
revers. Leurs successeurs ne furent guère plus heureux
et, malgré le rare mérite et la persévérance de quel-
ques-uns d'entre eux, Chauvin, de Chastes, Champlain,
de Monts, de Caen, mal secondés, réduits parfois à ne
compter que sur leurs seules forces, n'obtinrent souvent
que des avantages passagers qui aboutissaient bientôt à
un insuccès trop justifié par l'incurie du gouvernement
ou les difficultés intestines que lui suscitaient les que-
relles religieuses ou les prétentions des partis.

Nos rivaux n'hésitaient point à profiter de cette situation compromise et, dès le mois de septembre 1621, un acte royal de Jacques I<sup>er</sup> cédait la Nouvelle-Ecosse, c'est-à-dire l'Acadie, à William Alexander, devenu plus tard comte Stirling. Le projet conçu par ce prince, soucieux sans doute de se délivrer des importunités de compatriotes besoigneux, venus à sa suite en Angleterre pour y chercher une fortune que l'Ecosse leur avait refusée, ne put être réalisé qu'après sa mort et ce fut son fils, Charles I<sup>er</sup> qui, dès son avènement, en 1625, nomma William Alexander son lieutenant en Nouvelle-Ecosse et fonda un ordre de chevaliers-baronnets auxquels des terres y étaient assignées.

Mais Richelieu, toujours jaloux de la grandeur de la France, préoccupé de ses intérêts commerciaux, désireux de reconstituer et de développer sa marine, ne perdait pas de vue les démarches de nos voisins, et leur projet, à peine formé, lui était révélé par un de nos compatriotes, sollicité d'y prendre part et qui, revenu en France, y faisait officiellement la déclaration suivante dont l'intérêt explique la reproduction textuelle :

Audition de Pierre Guerard devant le Lieutenant de l'Amirauté de Dieppe par laquelle il déclare qu'il s'est retiré du service de *Robert Gourdon* seigneur escossois parce qu'il se *vouloit emparer* du Cap Breton qui est à l'embouchure de la Rivière de la *Nouvelle France*.

*2 Septembre 1623.*

*Devant Jean Aveline lieutenant de Monseigneur le duc de Montmorency pair et admiral de France conseiller du Roy; Juge civil et criminel de Sa Majesté en l'Admirauté de France au siège de Dieppe.*

*Le semmedy* second jour *du mois de* septembre mil six cens vingt trois *Pierre Guerard (invité) par foy et serment solennel à dire vérité a* dict : qu'il y a *dix huict mois quil partist de la ville de Dieppe dans le batteau d'un nommé Henry Dain anglois de la Rye en intention de passer du lieu de la* Rye *à* Londres *où il pretendoit trouver à naviger et voyager en quelque voyage parce que lors de son partement de Dieppe il n'y avoit aulcune navigation.*

*Estant en la ville de Londres au mois de novembre mil six cens vingt ung, ayant entendu que l'on désiroit faire quelque embarquement pour l'Amérique icelluy Guerard s'adressa à un seigneur anglois nommé Mr Guillaume Alexandre lequel faisoit les embarquemens pour l'équipage de deux navires de*

*sept à huict vingtz tonneaux chacun qu'il prétendoit envoyer
à la Cadie au lieu nommé le Port Royal avec lequel s'estant
accommodé pour aller au voyage à raison de dix escus par
mois,*

*Depuis cest accord ledict Guerard auroit travaillé dans les
deux navires six sepmaines ou deux mois pendant lesquels il
a fréquenté et souvent communiqué avec ledict seigneur Guillaume Alexandre lequel parloit bon françois et luy fit entendre
qu'il avoit pouvoir et lettres patentes du Roy d'Angletterre
pour aller faire habitation au pays d'Acadie à Port Royal où
en effet il envoya l'un des deux navires équipé de quarante
cinq ou cinquante hommes, huict pièces de canon et d'autres
armes lequel navire auroit en passant pris ses vituailles en
l'isle de Mane en Escosse ou ledict Pierre Guerard fut envoyé
par ledict seigneur Alexandre pour les faire tenir prestes.*

*Et ledict Guerard estant en Escosse ne se seroit voulu
embarquer pour faire le voyage parce qu'il avoit recogneu que
le desseing dudict Alexandre estoit d'aller prendre le pais de
la Cadie et Port Royal pour empescher les François d'y
retourner à l'advenir et d'en chasser ceux qui y sont pour
le service du Roy.*

*Demeuré en Escosse pour ne faire point le voyage, pandant
son séjour un seigneur nommé Robert Gourden, chevalier
escossois, grandement riche et estimé dans le pais de toute la
noblesse lui auroit faict demander s'il vouloit prendre condition de luy et le servir en un beau voyage qu'il vouloit entre-*

*prendre et s'estant icelluy Guerard arresté avec ledict cheval-*
*lier escossois à la mesme condition et au mesme prix de dix*
*escus par mois le chevallier ou seigneur escossois l'auroit*
*envoyé à la coste de Galles au nord d'Angletterre pour tra-*
*vailler à deux navires quil avoit achettez qui estoient dans*
*le hàvre nommé Bleumaris,*

*Où ledict Guerard auroit esté l'espace de six sepmaines et*
*faict travailler durant ce temps là aux deux navires jusques à*
*la saison de l'hiver qui ne luy auroit permis de travailler plus*
*avant.*

*Retourné en Escosse au logis de ce seigneur escossois situé à*
*trente lieues de l'isle Boing, ville capitalle du païs, icelluy*
*Guerard auroit demeuré avec ce seigneur escossois huict mois*
*pendant lesquels icelluy seigneur nommé Robert Gourden*
*auroit receu des lettres de l'ambassadeur d'Espaigne par les-*
*quelles l'ambassadeur promettoit à icelluy seigneur Gourden*
*de l'assister des navires pour parvenir à son dessaing. Ceste*
*nouvelle rendit le seigneur escossois grandement joieux et sy*
*contant qu'il auroit dit audict Guerard qu'il print courage et*
*que ses affaires yroient bien.*

*Peu de temps après, ce seigneur escossois se seroit acheminé*
*à Londres et mené le dit Guerard avec luy pour poursuivre son*
*dessaing ; estans arrivez à Londres icelluy seigneur escossois*
*fit sçavoir par l'un des gentilzhommes de sa suitte à l'ambassa-*
*deur d'Espaigne quil estoit arrivé et quil yroit le voir ce quil*
*fist avant que faire aulcune autre visite et ayant ledit seigneur*

*escossois disné avec l'ambassadeur, après disner s'en allèrent ensemble trouver le Roy d'Angletterre qui estoit à soixante mille de la ville de Londres.*

*Ce que voyant ledit Guerard s'estant enquis des gentilshommes des plus favorisés de la suite dudit seigneur escossois du dessaing de leur maistre et de l'ambassadeur d'Espaigne il auroit aprins d'eulx que l'intention dudit Gourden était d'aller s'emparer du Cap Breton qui est à l'embouchure de la rivière de S<sup>t</sup> Laurens païs de la Nouvelle France et que ledit Gourden avoit lettres patentes du Roy d'Angletterre signées et scellées pour empescher que nul n'aldt au païs de la Nouvelle France pour y faire traicte ou quelque autre chose que ce soit.*

*Icelluy Guerard recognoissant quune telle entreprise estoit contre le service du Roy et au préjudice du commerce de ses subjectz et que le dessaing dud. Gourden estoit véritable, parce qu'il faisoit de grands aprestz et amas de canons, ayant veu ledit Guerard au lieu de Blenmaris en Escosse vingt quatre pièces de canons Breteul que ledit seigneur escossois avoit achettez avec un navire et quatre pièces de canon de fonte verte qu'il avoit en sa maison et quantité d'aultres pièces de canon qu'il amassoit de jour en jour par le moyen des gentilzhommes du païs qui lui promettoient des canons de leurs chasteaux et forteresses, auroit résolu de faire son retour en France et ayant demandé son congé ledit Gourden le lui auroit accordé à la charge quil le reviendroit trouver le plus tost*

*quil pourroit et pour l'obliger à cella luy auroit retenu cin-*
*quante escus de ses gaiges.*

*Et a ledit Guerard entendu et ouy dire plusieurs fois à ce*
*seigneur escossois et aux siens que le Roy d'Angletterre luy*
*demandoit souvent à quoy il tenoit qu'il n'executast son des-*
*saing et qu'icelluy seigneur escossois avoit faict responce quil*
*l'avançoit tant qu'il pouroit, mais quil n'avoit pas encore des*
*forces suffisantes.*

*Dit encores le dit Guerard avoir apris que le navire party*
*l'année dernière avoit laissé vingt cinq hommes à la coste de la*
*Terre Neufve pour attendre un navire que le seigneur Alexandre*
*avoit envoié de Londres ceste année pour les porter au Port*
*Royal.*

*Ce que dessus a esté extrait de l'original par moy conseiller*
*au conseil d'Estat du Roy et Intendant de l'Admirauté de*
*France.*

*Parent Villemenon.*

Les visées signalées par Pierre Guérard devaient
préoccuper, si elles n'avaient pas eu à l'éveiller, l'atten-
tion du Cardinal : les affaires coloniales n'excitaient pas
moins sa vigilante sollicitude que le maintien de la tran-
quillité du royaume et l'accroissement de notre prépon-
dérance en Europe. Devenu en 1626 Grand Maistre, chef
et surintendant général de la navigation et commerce de
France, il s'empressait dès l'année suivante de substituer

2

à la société formée pour faire la traite des marchandises
au Canada une nouvelle compagnie dite des Cent-Asso-
ciés à la tête de laquelle il plaçait le sieur de Lauzon.
S'appliquant sans relâche à améliorer et à augmenter nos
armements maritimes il avait chargé, le 31 mars 1629,
Louis Le Roux, sieur d'Infreville, d'inspecter tout le
matériel naval et, bientôt après, partait pour la Nouvelle-
France une flotte, dans laquelle le capitaine Daniel commandait un vaisseau. Elle devait ravitailler Québec que
défendait l'héroïque énergie de Champlain : mais la paix
conclue à Suze le 24 avril 1629 et que les marins anglais et
les troupes assiégeantes feignaient d'ignorer n'arrêtait pas
leurs hostilités : les navires qui apportaient des secours
à la ville affamée furent capturés en mer et, le 19 juillet
1629, elle dut se rendre à un ennemi dont la mauvaise
foi assurait le triomphe. C'est quelques semaines après
que, n'étant pas rejoint par les vaisseaux qui devaient
l'accompagner, Daniel, avant de s'aventurer dans les eaux
du Saint-Laurent, prit la précaution de se renseigner
sur l'état de la colonie : Il aborde à l'île du Cap Breton.
Il apprend qu'un Ecossais, James Stuart, a élevé un fort
où flottait le pavillon anglais et qu'il prétend exercer une
sorte de suzeraineté sur la traite et la pêche de ces
parages. Il n'hésite pas à l'attaquer ; par ce brillant fait
de guerre il venge la défaite qu'il n'avait pu conjurer et,
rétablissant l'autorité de la France sur cette côte, il fonde

le poste de Sainte-Anne où il laisse le P. Vimont avec
quarante hommes.

C'est le récit de cette courageuse attaque que nous publions aujourd'hui. La plaquette qui le contient se com-
pose de la relation que le capitaine Daniel avait adressée
au Cardinal de Richelieu sans doute et qui a été reproduite
presque intégralement par Champlain dans les mémoires
qu'il nous a laissés. André Malapart, qui servait sous
ses ordres et dont le nom n'est pas non plus oublié au
Canada, a accompagné ce compte rendu exact de détails
qui le complètent et en font apprécier l'importance.
Nous avons été assez heureux pour retrouver dans
les archives du gouvernement anglais le rapport que
Stuart a rédigé sur le même évènement et de joindre
ainsi, pour une comparaison curieuse et utile à l'histoire, le bulletin du soldat vaincu à celui de son ennemi
victorieux. A ce document inédit, nous avons pu annexer
des pièces enfouies jusqu'à ce jour dans les papiers de la
famille qui s'honore, à juste titre, de compter Daniel
parmi ses ancêtres, et par une rare fortune, à côté des
actes qui constatent la noblesse que les services du
marin lui ont conquise, des contrats qui permettent
d'établir quels étaient ses biens et de reconstituer sa
généalogie, des pièces qui font connaître les commandements et les missions dont il a été chargé, nous
avons recueilli et nous nous hâtons de mettre au

jour des instructions confidentielles du cardinal de Richelieu, restées ignorées des savants éditeurs de la corres-
pondance du grand ministre et qui, à notre estime, ne
forment pas la partie la partie la moins intéressante des
documents que nous offrons à l'examen bienveillant de
nos confrères de la Société des Bibliophiles normands.

En dehors même des faits qui rattachent sa personne
à l'histoire de son pays, Daniel présente dans sa biographie plus d'un trait qui ne saurait nous laisser indiffé-
rents à sa mémoire et, si le bombardement des Anglais
en 1694, en détruisant les archives de Dieppe, empêche
de préciser quelques dates dans l'existence du vaillant
enfant de la Normandie, sa vie se distingue par trop de
belles actions pour qu'elle ne soit pas invoquée comme un
digne exemple à suivre, comme un modèle de dévouement et de patriotisme à rappeler, comme un témoignage
enfin de la justice que le passé savait aussi rendre à ceux
qui se sacrifiaient à la France, dans quelque rang que
Dieu les eût fait naître.

Originaire de Dieppe, Charles Daniel était le second
fils d'Anthoine Daniel, bourgeois de cette ville, marchand
mercier grossier et de Marguerite Martin. Jeune encore,
en 1624 il commandait un navire qui, parti de Dieppe
pour le Canada, soutenait sans désavantage un rude
combat contre des bâtiments anglais. Il était en 1629
capitaine d'un vaisseau de l'escadre envoyée au

Canada sous les ordres du commandeur de Razilly et la conduite qu'il tint au Cap Breton et qui permit au drapeau national de flotter sur cette côte pendant tout le temps de l'usurpation que la trahison anglaise maintint à Québec, prouve qu'il méritait de servir sous ce célèbre marin. Revenu à Paris au mois de décembre, il était le 8 avril 1630 nommé au commandement d'un des navires que le sieur de Montigny devait conduire à la Nouvelle-France. Champlain nous le montre en effet, dans ses mémoires, retournant au fort Sainte-Anne et y rétablissant l'ordre troublé par l'assassinat que le gouverneur préposé par lui avait commis sur la personne de son lieutenant et aux conséquences duquel il s'était soustrait par la fuite.

Les registres de la paroisse Saint-Remy, de Dieppe, portent cette brève énonciation : « Ont été mariés Charles Daniel et Hélène Lemare, 4 octobre 1620. » Si cette sèche mention s'applique au capitaine, comme on peut le supposer malgré l'absence de renseignements complémentaires, il était devenu veuf, sans enfants. A son passage dans sa ville natale, le marin, dont ces campagnes avaient entouré le nom de quelque notoriété, songea à le perpétuer, et, suivant contrat retenu à Dieppe le 10 avril 1632 par Nicolas Leroux, il épousait Louise Duplix, seconde fille de Nicolas Duplix, sieur du Boscmesnil et de deffuncte damoiselle Jeanne du Tot. Sou-

cieux sans doute de ne point placer le futur dans un rang
inférieur à celui de ses nouveaux parents, le notaire,
devançant les faveurs royales, le qualifiait noble homme
et lui conférait prématurément un titre qui, seize ans
plus tard seulement, récompensa ses éclatants services.
Les clauses stipulées indiquent, autant que le prouve
d'ailleurs la situation que les frères du capitaine devaient
à leur éducation, l'aisance dans laquelle vivait cette
nombreuse famille : entre autres avantages, le vieux
bourgeois donnait à son fils une maison « assise à la
« place du moulin à vent à Dieppe consistant en trois
« corps de logis » en y ajoutant six années de demeure
dans une maison de la rue d'Ecosse alors habitée par le
fils aîné André Daniel. Pour la future, elle recevait des
terres « scizes en paroisse du Bosc Hullin Saincte Foy »
à la charge d'en payer les rentes seigneuriales au sieur
du Bosc Hullin et aux chevaliers de Malte dont elles
relevaient.

Cette union ne retint pas longtemps à terre le capitaine
infatigable qui repartit dès 1632 pour le Canada avec
deux missionnaires jésuites dont l'un était son frère,
servant comme lui, sous un autre habit, la cause de la
civilisation et de leur pays. Bientôt sa présence redeve-
nait nécessaire en Europe et Richelieu, appréciant le
parti qu'il pouvait tirer de ses hautes qualités l'appelait
le 1er mars 1636 à commander *la Levrette,* du port de

200 tonneaux pour « faire la guerre aux Espagniolz, Dun-
« querguois, Biscaïens et tous autres subiectz du Roy
« d'Espaigne. » A la tête d'un équipage de 15 officiers
et de 100 hommes, avec une artillerie composée de
6 canons de fonte et 10 canons de fer, Charles Daniel,
dont le vaisseau étoit inscrit sur les états de la marine
(*Corr. de Sourdis*, t. I, p. 36 et 41) pour une dépense men-
suelle de 2,600 livres, prit la part la plus honorable à
l'expédition dirigée par le comte d'Harcourt. Le 23 juin,
la flotte quittait l'île de Ré ; elle opérait une descente en
Sardaigne puis, revenue au mouillage du Gourjean,
aujourd'hui le golfe Jouan, elle mettait à la voile pour
s'emparer sur les Espagnols des îles Saint-Honorat et
Sainte-Marguerite et, le 27 mars 1637, le capitaine dieppois recevait l'ordre d'attaquer un fortin et les retranchements qui protégeaient l'ennemi. C'est au cours de
ces combats que Daniel fut atteint au col par un coup de
mousquet, blessure qui semblait lui commander un
repos auquel il se refusa, car, dès le 6 mars 1638, nous
le retrouvons capitaine de *la Normandie*, du port de
300 tonneaux, sous l'autorité du commandeur des Gouttes
et c'est en cette qualité qu'au mois d'octobre il conduisit
l'escadre au Havre, devant être, en cas d'absence, rem-
placé par Duquesne, auprès duquel il servit souvent,
association glorieuse de deux noms dont aucun n'aurait
dû être oublié par la reconnaissance nationale.

INTRODUCTION.

L'année suivante, le Cardinal de Richelieu l'envoyait accomplir en Angleterre une mission secrète et les instructions dont il lui confiait l'exécution démontreront à ceux qui les liront à l'appendice où nous les avons publiées leur importance politique et la confiance du ministre en l'activité intelligente de l'agent qu'il avait choisi. Revenu de ce voyage dont la réussite dut encourager la bienveillance du grand ministre, celui-ci le désignait le 10 décembre pour inspecter avec le sieur d'Infreville et l'ingénieur Régnier Jensse les côtes de la Manche où il avait le projet de faire creuser un port destiné à abriter les grandes flottes. (Avenel.—*Lettres de Richelieu*, t. VI, p. 640.)

Le 15 janvier 1640, confirmant une nomination du 19 janvier de l'année précédente, Richelieu appelait Daniel au commandement de *l'Admirauté*, de 600 tonneaux, et les archives du ministère de la marine contiennent sur l'état des officiers de l'escadre du Ponant qui doivent être payés par le trésorier général cette mention : « Au capitaine Daniel : 1,000 livres. »

Les loisirs de la paix ne rendaient pas, d'ailleurs, l'infatigable marin aux douceurs de la vie privée et le 15 janvier 1641 il était envoyé à la Rochelle comme capitaine garde-port : les instructions développées et minutieuses que, deux jours auparavant, il avait reçues du cardinal et qu'il nous est donné de publier pour la première fois, indiquent qu'il s'agissait d'une véritable

inspection des forces qui pouvaient être prochainement
employées. C'est dans ce poste, en effet, que viennent le
chercher, les 17 janvier 1641, 1er janvier 1642, 26 mars
et 1er avril 1643 les ordres qui le nomment au commandement de *l'Olivarez*, vaisseau de 600 tonneaux. Le
4 septembre 1643, la flotte française, conduite par le duc
de Brezé, triomphait des Espagnols, et, dans son numéro
du 1er octobre, la *Gazette de France* signalait Daniel au
nombre de ceux qui s'étaient distingués dans les eaux de
Carthagène.

Après les fatigues de l'expédition, Daniel retourna
dans son pays où le rappelaient ses affections et ses
intérêts. Le 17 janvier 1561, par contrat passé devant Le
Fremissant, notaire à Arques, Charles Lemarinier, sieur
du Roncher et Jean Lemarinier, sieur d'Auppegard,
avaient vendu à Robert Lemercier. bourgeois de Dieppe,
deux quarts de fiefs nobles : l'un nommé le fief du Mesnil Gaillard, l'autre le fief de Tonneville, avec leurs
dépendances, ensemble le domaine roturier. Par un autre
contrat passé devant Martin Planterose, tabellion royal
en la ville de Dieppe, Jean Blanpain, sieur de Quiber-
ville, avait vendu à Robert Lemercier deux fiefs nobles :
l'un nommé le fief de Houdetot, l'autre nommé le fief du
Verger. Charles Daniel, profitant de son séjour dans sa
ville natale, connut sans doute par son frère André, le
médecin, Jean Lemercier qui exerçait la même profes-

3

sion. Quoiqu'il en soit, le 5 mars 1644, par contrat
devant Nicolas Allain, notaire à Dieppe, il cédait à Jean
Lemercier, sieur du Mesnil Gaillard, les héritages au
Bosc-Hullin apportés par sa femme lors de leur mariage,
en 1632, et recevait en échange les fiefs du Verger, de
Tonneville et du Mesnil Gaillard.

Deux ans après, il reprenait le rude labeur auquel il
n'avait renoncé que momentanément, et obéissait à
l'ordre que lui adressait le duc de Brézé en l'appelant le
20 mars 1646 à commander le *Saint-Paul*, du port de
500 tonneaux. Les archives du ministère de la marine,
dans l'escadre du Ponant et de Toulon. font, en 1647,
figurer parmi les « bruslotz, *le porteur de bois,* cy-devant
« fluste, par le capitaine Daniel : « 31 hommes qui ont eu
« pour 7 mois de victuailles finissant le premier
« d'octobre. » Terminons enfin cette énumération, bien
longue quoique sans doute incomplète, en signalant sa
nomination par le duc de Vendôme, le 17 avril 1655, au
commandement du *Saint-Thomas,* de 700 tonneaux, et, le
10 mars 1658, à celui du vaisseau *le Chasseur.*

Cette carrière si utilement remplie allait bientôt se clore.
Dans un acte du 18 novembre 1659, Ch. Daniel se qualifiait « le plus ancien capitaine de la marine entretenu », et
vers 1661 (nous n'avons pu retrouver son acte de décès,
mais un inventaire dressé après sa mort porte la date du
13 mai 1661), le vaillant homme de mer avait cessé de

vivre, laissant à ses enfants l'exemple d'une existence entièrement consacrée à son pays : le mobilier du capitaine, sauf ses armes et quelques tableaux, semble se ressentir par sa composition des absences fréquentes du propriétaire du manoir du Mesnil Gaillard ; mais dans la fortune modique que recueillaient ses descendants se trouvait un legs glorieux et le fils du marchand mercier leur transmettait les lettres d'anoblissement par lesquelles, en mai 1648, le Roi avait reconnu la loyauté, l'importance et la durée de ses services. Ces titres, maintenus de son vivant et après lui, furent en dernier lieu confirmés sur la tête de sa petite-fille qui, seule alors, représentait l'aïeul dont elle revendiquait le privilège héréditaire.

Nous ne voudrions pas abandonner la plume sans dire un mot de la famille à laquelle appartenait Charles Daniel ; aussi bien dans ce tableau peut-on découvrir et reconstituer en quelque sorte une de ces maisons d'honnête bourgeoisie, s'élevant par le travail et l'éducation, du négoce aux emplois publics, aux professions libérales et, dans la magistrature ou l'armée, conquérant une noblesse achetée par les veilles consacrées au bien de l'Etat, ou par le sang versé pour son honneur et sa défense.

Le père paraît, d'après une mention que je relève dans Asseline, avoir exercé en 1620 une des charges munici-

pales de Policiens que les Religionnaires et les Catho-
liques se partageaient à Dieppe et avoir, à ce titre, contribué aux mesures prises contre la peste qui venait
d'éclater. Cet honneur onéreux suffirait à établir la
position estimée qu'il occupait parmi ses concitoyens.

Charles Daniel n'eut qu'une sœur, Marie Daniel, qui,
le 25 février 1636, épousa Nicolas Saulnier et se remaria
avec Louis Lejeune. L'aîné de ses frères, André, docteur
en médecine à Dieppe, était mort dès 1637 et, de son
mariage avec Marguerite Leseigneur de Gueutteville
étaient nés trois enfants : Anthoine, avocat, mort avant
1648 ; Charles, mort vers 1653, tous deux sans postérité et Louis-Victor qui, d'après les énonciations
d'un arrêté de compte présenté par son oncle Charles
le 2 décembre 1653, était moine au prieuré de Longueville. André, nous l'avons vu dans le contrat de
mariage de son frère, demeurait dans la rue d'Ecosse, à
Dieppe.

Après le capitaine Charles venait le troisième fils
d'Anthoine, Adrien, qui était avocat à Dieppe ; une tran-
saction passée le 7 août ou octobre 1661 devant Lema-
reschal et Ledoyen, notaires à Dieppe, à propos de la
succession paternelle, le constitue propriétaire de « deux
« maisons avec un jardin scis au Pollet, paroisse de
« Neufville, rue des Charittés ». Marié le 29 novembre
1658 à Esther Lavache et le 30 avril 1677 à Anne Duplix

fille de Nicolas Duplix, sieur du Mesnil Benard, il mourut en 1699, sans laisser d'enfants.

François Daniel suivit la même carrière que son frère
Charles et, comme lui, fut « capitaine en la marine » ; il
épousa Marie du Busc et il posséda, aux termes d'un
aveu informe que nous avons examiné, une maison à
Sotteville-sur-Mer, relevant du fief du Mesnil Gaillard.

Nous avons pensé un instant que le P. Daniel, le
célèbre historien, bien que né à Rouen, pouvait descendre
de ce dernier frère ; rien n'est venu confirmer une sup-
position d'autant plus téméraire, il faut le reconnaître, qu'à
cette époque son nom se retrouve communément porté
en Normandie. Mais nos recherches nous ménageaient
une heureuse compensation et, grâce aux renseignements que le R. P. Martin, de la Société de Jésus a eu la
bonté d'extraire pour nous des notes qu'il possède sur le
Canada où il a résidé et dont il a retracé les annales, nous
pouvons ajouter à la nomenclature des frères du capitaine
Charles le nom du missionnaire Antoine Daniel, dont
les papiers de sa famille ne nous avaient point révélé
l'existence. Sa vie ne dépare point celle que nous avons
racontée et le dévouement du religieux peut entrer sans
désavantage en parallèle avec le courage du soldat.

Né à Dieppe en 1598, Antoine Daniel entra chez les
Jésuites, à Rouen, le 1er octobre 1621, après avoir étudié
le droit pendant un an. Il fut professeur au collège d'Eu

qu'il quitta pour aller apprendre la théologie à Paris. Parti
en 1632 sur le vaisseau du capitaine Charles Daniel, en
compagnie du P. Davost, il se consacra aux missions du
Canada. Venu du cap Breton à Québec le 24 juin 1633, il
quittait cette ville l'année suivante et ne devait y passer
de nouveau que quelques semaines en 1637, s'étant entièrement voué à la moralisation de la nation huronne, dans
les territoires de laquelle il s'était fixé, à plus de 900
kilomètres à l'ouest. Le 4 juillet 1648, les Iroquois péné-
trèrent dans le village de Saint-Joseph, au moment où il
venait de célébrer la messe ; pour donner à ses néophytes
le temps de fuir. l'intrépide missionnaire se présenta à ses
ennemis et, victime de son héroïque charité, il expira sous
les flèches des sauvages qui coupèrent son corps en mor-
ceaux et les jetèrent au feu. L'on éprouve une douloureuse et consolante émotion à rapprocher le jésuite et le
marin, sacrifiant fraternellement leurs jours à la cause
glorieuse de la civilisation et de la patrie, et entourant
le nom qu'ils illustrent de cette auréole lumineuse que
créent le martyre et le culte du devoir.

Il nous reste à suivre Charles Daniel dans sa descen-
dance jusqu'au moment où nous écrivons. Il eut deux
fils : le second, Pierre Daniel, sieur du Verger, volontaire en la marine en 1664, mourut sans postérité.
L'aîné, Anthoine Daniel, sieur du Mesnil Gaillard, capitaine en la marine, épousa le 18 juin 1667, à Rouen,

Adrienne Fortin, fille de Jacques Fortin de la Feumur
et de Marie Mauger et, le 11 mai 1675, Marie de Connain
qui ne lui donna pas d'enfants. Le 12 avril 1712, il char-
geait Le Piot, lieutenant au bailliage d'Arques, d'obtenir
différents aveux, et l'on voit le 13 septembre suivant sa
fille et unique héritière recevoir aveu à cause des fiefs du
Mesnil Gaillard, de Tonneville et du Verger : sa mort se
place donc entre ces deux dates. De son premier mariage
était née, le 31 août 1669, au Mesnil Gaillard, Louise-Marie
Daniel, mariée à Charles-Alexandre Le Danois de Gallemagne, dont elle fut veuve après une courte union et qui
mourut au lieu de sa naissance le 23 mars 1747, laissant
pour unique héritière Marie-Magdeleine Le Danois de
Gallemagne, morte le 29 mai 1716 au Thil-Manneville,
où, le 8 février 1714, elle avait épousé Etienne-Joseph
Amyot d'Auzouville, major général des côtes de Normandie. De ce mariage si promptement rompu naquirent
deux fils : le second fut Estienne-Henry Amyot, sieur du
Verger. Quant à l'aîné, Anthoine - Joseph - Alexandre
Amyot, sieur du Mesnil Gaillard « garde des toiles et
« pavillons du Roy », il épousa à Dieppe, le 18 août 1733,
Marie Le Bourgeois, qui lui donna un fils, Anthoine-
Joseph Amyot, sieur du Mesnil Gaillard, trésorier de
France en la Généralité de Rouen. Du mariage de ce der-
nier avec Marie - Marthe - Adélaïde-Julie Lamy naquit
Henry-Auguste Amyot du Mesnil Gaillard, capitaine

d'infanterie, qui épousa le 5 juillet 1824 Claude Polytique Aimable du Crocq du Hil de Malleville. C'est de cette union qu'est issu le représentant actuel de Charles Daniel. M. Marie-Louis-Auguste Amyot du Mesnil Gaillard qui a épousé, le 16 novembre 1869, Mˡᵉ Sophie-Aglaé Le Vaillant des Catelliers. Maire d'Angerville-la-Martel, le descendant du célèbre Dieppois, ancien colonel d'infanterie, a repris son épée en 1870 pour combattre l'invasion allemande et, après avoir satisfait au pieux scrupule que lui inspirait la susceptibilité de sa conscience, il est rentré dans la retraite anticipée que sa santé a imposée à son patriotisme.

Si j'ai réussi à rendre à la mémoire de son ancêtre une justice méritée et à faire revivre, à deux siècles de distance, cette noble figure, trop oubliée de nos contemporains, j'avoue avec une franche effusion que le succès et l'honneur de ma tentative appartiennent à l'hôte aimable qui a bien voulu m'ouvrir. avec l'entrée de son château, l'accès de ses archives privées et me communiquer, avec l'empressement le plus délicat, les parchemins jaunis où mes yeux lisaient avec émotion la rude et utile carrière de Daniel, se détachant de ces tableaux fidèles d'un passé plein de grandeur, éclairée par la trace lumineuse qu'ont laissée dans l'histoire les illustres témoins qui en ont suivi le développement fécond, se présentant enfin au jugement de la postérité recommandée par les chefs sous

lesquels le marin dévoué a servi son pays, Brézé, Vendôme, Harcourt, Richelieu. Pour me faciliter une tâche,
chère d'ailleurs à son cœur respectueux des gloires
normandes et des traditions de sa famille, il n'a même
pas hésité, avec une confiance toute cordiale, à faire
sortir du dépôt où il les conserve soigneusement ses
titres les plus précieux pour les remettre à mon absolue
discrétion. C'est pour moi un devoir impérieux et doux
à remplir que d'exprimer à M. du Mesnil Gaillard la
gratitude que méritent des procédés aussi courtois,
comme c'est un charmant souvenir à me rappeler que
les heures passées dans cet intérieur champêtre, égayé
par la présence de gracieux enfants dont la vivacité, sur-
veillée par l'indulgence maternelle, offrait une agréable
diversion au travail que j'accomplissais. Si les usages de
notre Société de bibliophiles autorisaient une dédicace,
je le prierais d'en agréer l'hommage et, considérant
comme sienne l'œuvre dont il m'a si libéralement fourni
les principaux éléments, en tête de cette publication je
serais heureux de substituer son nom à celui de l'éditeur
reconnaissant, dont la signature termine ce long
préambule.

Julien FÉLIX.

# LA PRISE D'VN

## SEIGNEVR ESCOSSOIS

ET DE SES GENS QVI PILLOIENT
les Nauires pescheurs de France.

*Enſemble le Raʒement de leur Fort, & l'eſtabliſſement
d'vn autre pour le ſeruice du Roy, & l'aſſeurance
des Peſcheurs François en la Nouuelle France.*

Par Monſieur Daniel de Dieppe Capitaine
pour le Roy en la Marine, & General de
la Flotte de la Nouuelle France.

Dedié à Monſieur le Preſident de Lauzon Intendant
de la Compagnie dudit Païs,

*Par le Sieur Malapart Pariſien ſoldat dudit Sieur Daniel.*

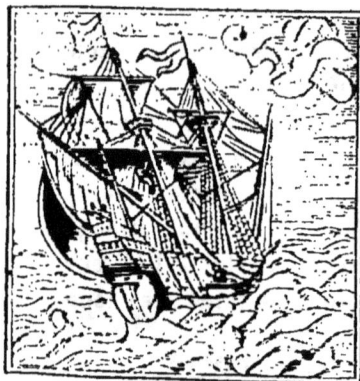

*A ROVEN,*
Chez IEAN LE BOVLLENGER, ruë
des PP. Ieſuiſtes.

M. DC. XXX.
*AVEC PERMISSION.*

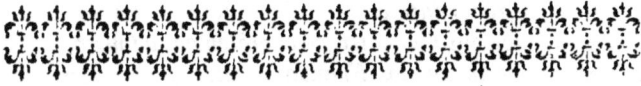

# A MONSIEVR
# DE LAVZON
## CONSEILLER DV
### ROY EN SES CONSEILS,
Maiſtre des Requeſtes ordinaires de ſon Hoſtel, Preſident en ſon grand Conſeil, & Intendant de la Compagnie de la Nouuelle FRANCE.

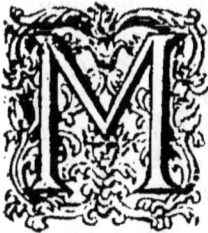

MONSIEVR,

L'exploit dernier du Capitaine Daniel en la Nouuelle-France, eſt auantageux a trop de gens pour eſtre cognen à ſi peu de perſonnes, & encore qu'il ait raiſon de tenir ſon action aſſez honorée de la cognoiſſance que vous en auez, & de l'approbation du ſage conſeil du Roy, neantmoins par ce qu'il n'y va pas ſeulement de ſon honneur, mais encore de toute la France, & notamment de l'honorable Compagnie, qui par voſtre chois l'a commis à la conduitte de ſa flotte, i'ay creu que comme mon eſpée auoit ſerui au combat, de

mefme apres la victoire, ma plume deuoit rendre ce tef-
moignage à la generofité de mon Capitaine, cêt honneur
à voftre prudence qui l'a choifi, ce contētement à tous ceux
qui aimēt la liberté de nos François, cette confolation à
ceux qui foufpirēt apres le falut de nos miferables Cana-
dois, & fur tout cet hommage & recognoiffance à la Diuine
bonté qui nous ayāt faict l'honneur de nous employer à ce
fien feruice, nous a continuellement affiftez auec vn foin
plus que paternel, & vne douceur plus que de mere. Car
outre ce que la vertu trouuera par ce moyen vn plus grand
iour, & qu'on verra plus clairemēt par les faueurs que
Dieu nous a faictes le bien qu'on doit efperer de la noble
compagnie dont vous eftes l'Intendant & Gouuerneur, on
verra dans ce Narré l'exercice de la Pefche affuré pour
nos François, L'hérefie qui commençoit, arrachee dés fa
naiffance, la saincte foy de l'Eglife Romaine inftallée, &
vn petit tyranneau debufqué aufsi honteufement, qu'il auoit
iniuftemēt vfurpé ce nouueau Païs, & traicté iniquement
les fujets de noftre France. Toutes ces raifons, Monfieur,
me font prendre la hardieffe de vous addreffer ce peu de
lignes, non pour vous dire des nouuelles d'vn Païs que
vous portez continuellement fur vos bras, ou pluftoft dans
voftre cœur, Non dis-ie pour vous faire entendre quelque
chofe de nouueau, puifque vous eftes le premier à qui le
Capitaine mefme qui nous conduifoit, en a faict le rapport : Mais afin que ce deuoir que ie veux rendre au public
paffant foubs l'authorité de voftre nom, fe trouue exempt
de tout doute, & que les merueilles qui s'y liront foient
tenuës pour affurées puifqu'elles ont autant de tefmoins,

5

que nous eſtions, & qu'elles ſont preſentées à vne perſonne
informée autentiquement de tout ce qui s'eſt paſsé en cette
affaire. Mon deſſein premier eſtoit de dreſſer vn petit
diſcours de tout ce que i'en ſçauois, & auois veu, mais
ayant heureuſement rencontré vne copie de la meſme relation que mon Capitaine auoit preſentée à Monſeigneur le
Cardinal pour lors qu'il eſtoit encor à Paris, i'ay creu
qu'elle ſeroit plus agreable en ſa propre forme, qu'en
celle que ie luy euſſe voulu donner. C'eſt pourquoy tout
ce que ie feray en cet eſcrit, ce ſera de ſuppleer ce que la
pudeur de celuy qui l'a donnée & la briefueté deuë à vn
rapport, luy ont faiɛt retrancher & tenir dans le ſilence.
Mais auant que de commencer permettez moy, s'il vous
plaiſt de me qualifier

MONSIEVR,

Voſtre tres humble ſeruiteur
ANDRE' MALAPART.

# RELATION DV

## VOYAGE DE CHARLE DANIEL

Capitaine pour le Roy en la Marine, &
General de la Flotte de la nouuelle France.

E 22. iour d'Auril de la preſente année 1629.
ie ſuis party de Dieppe ſoubz le congé de Monſieur le CARDINAL DE RICHELIEV, côdui-
ſant les Nauires nommées le grand S. André,
& la Marguerite, pour (ſuiuât l'ordre de Meſſieurs les Intendant, & Directeurs de la Compagnie de la Nouuelle
France) aller trouuer Monſieur le Cômandeur de Raſilly
en Broüage, ou à la Rochelle, & de là aller ſoubz ſon eſ-
corte ſecourir & enuitailler le ſieur de Champlain, & les
François qui eſtoient au Fort de Quebec en la Nouuelle
France, & eſtant arriué au chef de Baye le 17. de May on
publia le lendemain la paix faicte auec le Roy de la Grande
Bretagne, & apres auoir ſejourné audit chef de Baye l'eſ-
pace de 39. iours en attendant ledict Sieur de Raſilly, &
voyât enfin qu'il s'aduançoit de partir à raiſon des mâde-

ments nouueaux de la part du Roy, & que la faiſon ſe per-
doit pour ledict voyage ; Sur l'aduis de meſdits Sieurs les
Intédant & Directeurs ſans plus attédre ledit Sieur de Ra-
lilly, ie partis de la rade dudit chef de Baye le 26. de Iuin
auec quatre vaiſſeaux & vne Barque appartenants à ladite
Compagnie, & continuant mon voyage iuſque ſur le Grand
Banc ſurpris que ie fus de brunes & mauuais temps, ie
perdis la compagnie de mes autres vaiſſeaux & fus côtraint
de pourſuiure ma route, iuſques à ce qu'eſtant enuiron deux
licuĕs proche de terre i'apperçeus vn Nauire qui arriuoit
ſur moy portant au grand maſt vn pauillon Anglois, lequel
ne voyant aucun canon m'approcha à la portée du piſtolet,
ce qui m'obligea de mettre tout mon canon hors, dequoy
s'eſtât ledit Anglois apperçeu il s'efforça d'euader, & moy
de le pourſuiure luy faiſant commandement de mettre ſon
pauillon bas comme eſtât ſur les coſtes appartenantes au
Roy de France, & luy dis que la paix eſtoit faicte, & qu'il
ne deuoit rien craindre, & ſur le refus qu'il fit de me monſ-
trer ſa Commiſſion, croyant que ce fuſt quelque Forban,
ie fis tirer quelques coups de canon, l'aborday & le pris.
Ce faict ayant recongnu que ſa commiſſion eſtoit d'aller
vers le Cap de Mallebarre trouuer quelques ſiés compatriotes, qu'il y portoit des vaches & autres choſes, ie le
laiſſay aller, & eſtant le 28. iour d'Aouſt entré dans la riuiere nommée par les Sauuages Chybou, i'enuoyay le iour

d'apres dans mon bafteau dix de mes hommes le long des
coftes pour chercher quelques Sauuages, & apprendre en
quel eftat eftoit l'habitatiõ de Quebec, & arriuans mes dix
hommes au port aux Baleines y trouuerent vn Nauire de
Bordeaux, le maiftre duquel fe nommoit Chambreau qui
leur dit que le Sieur Iacques Stuard Milort Efcoffois eftoit' arriué audit lieu enuirõ deux mois auparauant auec
deux grands Nauires & vne Patache Angloife, & qu'ayãt
trouué audit lieu Michel Dihourfe de S. Iean de Lus qui
faifoit fa Pefcherie & fecherie de Molluë s'eftoit ledit Milort
faifi du Nauire & Molluë dudit Dihourfe, & permis que
ces dix hommes fuffent pillez, & peu apres auoit ledit
Milort enuoyé les deux plus grands de fes vaiffeaux auec
la Nauire dudit Michel Dihourfe & partie de fes hommes
vers le port Royal pour y faire habitation, comme auffi
iceluy Milort depuis fon arriuée auoit faict conftruire vn
Fort audit port aux Balaines & luy auoit enleué de force
les trois pieces de canon qu'il auoit dans fon Nauire pour
les mettre dans ledit Fort, mefme luy donna vn efcrit figné
de fa main, par lequel il proteftoit de ne luy permettre, ny
a aucun autre François de pefcher d'orefnauãt à ladicte
cofte, ny, traicter auec les Sauuages qu'il ne luy fuft payé
le dixiefme du tout, & que fa commiffion du Roy de la
grande Bretagne luy permettoit de leuer quinze pour cent
& de confifquer tous les vaiffeaux qui yroient audit lieu

fans fon congé. Lefquelles chofes m'eftant rapportées, iu-
geant eftre de mon deuoir d'empefcher que ledit Milort ne
côtinuaft l'vfurpation d'vn Païs appartenant au Roy mon
maiftre, & n'exigeaft de fes fubjeɛts le tribut qu'il fe promettoit, ie fis preparer 53. de mes hommes en armes, & me
pourveu d'efchelles & autres chofes neceffaires pour attaquer ledit Fort, fis faire les exercices à mes gens, fuiuant
l'afiette du Fort qu'il falloit forcer, & eftant arriué le 8.
de Septébre audit Port aux Balaines où il eftoit conftruit
fur vn rocher enuironné d'eaux des deux coftez, fur l'aduis
qui me fut donné, que les Anglois auoient apperçeu, quit-
tât le deffein que i'auois de les prendre a la diane, ie mis
pied à terre & fis aduácer fur les deux heures aprel midy
tous mes hommes vers ledit Fort felon l'ordre que ie leur
auois donné, & iceluy attaquer par diuers endroiɛts auec
force grenades, pots à feu, & autres artifices, nonobftant la
refiftance & les mofquetades des ennemis, lefquels efpou-
uentez de voir comme nous leur refpondions & auançions,
fe prefenterent fur leur rempart auec vn mouchoir blanc
demandât la vie & quartier au fieur le Tourneur mon
Lieutenant cependant que j'eftois à la porte dudit Fort
faifant enfoncer icelle, par laquelle eftant entré ie me faifis
dudit Milort que ie trouuay armé d'vne efpée & d'vn
piftolet & quinze de fes hômes armez de cuiraffes, braf-
farts, & bourguignotes, tenant chacun vne arquebuze à

fuzil en main, & tout le refte de fefdits hommes armez de
moufquets & picques feulement, lefquels ie fis tous defar-
mer, & ayát ofté les eftandarts du Roy d'Angleterre, ie fis
mettre au lieu d'iceux, par le fieur Caftillon mon Port'-
enfeigne, ceux du Roy mő Maiftre : puis vifitant ce qui eftoit audit fort i'y trouuay vn François natif de Breft detenu
prifonnier iufques à ce que fon maiftre qui eftoit arriué
deux iours auparauant en vn Port efloigné de deux lieuës
de ce Port aux Balaines, euft apporté vne piece de canon
qu'il auoit en fon Nauire, & payé le dixiefme de tout ce qu'il
pefcheroit, & le iour fuiuant ie fis equipper vne Carauelle
Efpagnolle que i'ay trouuée efchoüée deuant ledit fort, &
charger les viures & munitions qui eftoient en iceluy, &
apres l'auoir fait razer & defmolir, & le tout porter à la
Riuiere de Chibou ie fis auec toute diligence trauailler
5o. de mes hommes & 2o. defdits Anglois à la conftruc-
tion d'vn Retrenchement ou Fort fur ladite Riuiere, pour
empefcher les ennemis d'y entrer, dans lequel ay laiffé 4o.
hommes compris les PP. Vimont & Vieulpont Iefuites &
8. pieces de canon, 18. cents de poudre, fix cents de mef-
che, 4o. moufquets, 18. picques, artifices, balles à canon
& moufquet, viures & autres chofes neceffaires, auec tout
ce qui auoit efté trouué dans ladite habitation & fort des
Anglois, & ayant faiĉt dreffer les armes du Roy & de Mon-
feigneur le Cardinal, faiĉt faire vne maifon, Chappelle, &

magazin ; pris ferment de fidelité du Sieur Gaulde natif de
Beauuais, laiſſé par moy pour commander audit fort &
habitation pour le ſeruice du Roy, & pareillement du reſte
des hommes demeuré auec ledit Sieur Gaulde, Ie ſuis party
dudit lieu le 5. de Nouembre, & ay amené leſdits Anglois
femmes & enfans, deſquels en ay mis quarante & deux à
terre prés Falmuë port d'Angleterre auec leurs hardes, &
amené dix-huiɕt ou vingt à Dieppe auec ledit Milort attendant le commandemɛ́t de Mondit Seigneur le CARDI-
NAL; ce que ie certifie eſtre vray. Faiɕt à Paris le 12.
Decembre 1629.


Signé,          CHARLES DANIEL.

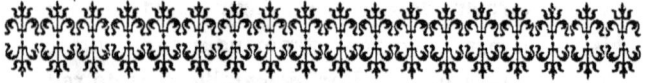

### TEL A ESTE' LE RAPPORT

*qu'à signé au Conseil nostre General; Mais quoy que
pour ce deuoir, il n'ayt esté besoin de marquer d'autres circonstances, il sera bon, & mesme important,
d'en mettre icy quelques vnes qu'il a obmises.*

LA premiere, Que nostre Capitaine estant en grande
perplexité de sçauoir que l'ennemy se fortifioit puis-
samment, & que ce pendant il ne pouuoit l'aller visiter
pour n'auoir point de Chaloupes prestes, Dieu luy enuoya
des Sauuages qui luy en presterent trois, & mesmes quelques vns d'eux le voulurent accompagner.

La seconde, Que le mesme Capitaine remonstra si effica-
cement à ses soldats, tous les maux qui pourroient naistre
de cette vsurpation des Escossois, que tous d'vn commun
accord dresserent vne requeste pour le supplier de les mener
contre l'ennemy, protestans tous par escrit, qu'au cas que
quelqu'vn d'eux mourut au cõbat ils vouloient que la requeste qu'ils luy presentoient, luy seruit de response aux
demandes de tous ceux de leurs parents, qui pretendroient
estre par luy dédommagez de leur mort, attendu qu'ils au-
roient voulu mourir , & tenu leur vie bien employée à

reſtablir par leur ſang, & maintenir à quelque cent mille
François la liberté de gaigner leur vie. I'ay dit, cent mille,
mais c'eſt pour le moins, Car il va tous les ans en ce Païs
quelques deux cents grands Nauires à la peſche tant de
molluë & de ſaulmon, que de petites baleines du lard deſ-
quelles on faiɛ̃t de l'huylle. Or dans chaque Nauire combien de matelots y a-il, qui ont leur famille à entretenir?
Combien faut-il de charpentiers de Nauires? côbien de
calfutreurs? combien de taillandiers? combien de forgerons
pour les clous & pour les ancres? Combien de gens employez pour les chables et les cordages, pour les voiles, &
vne infinité d'autres aggréements neceſſaires; Ie ne dis mot
des piſtoles qu'on tire tous les ans d'Eſpagne pour la molluë, Ie ne parle point de tout plain de marchands, qui la
vendent maintenant à bon marché, qui euſſent eſté con-
traints de l'acheter bien cher des Anglois, & ainſi vuider
inſenſiblement l'argent du Royaume, & nous la reuendre
encore plus cher, mais laiſſant tout cela à part; Si on euſt
laiſſé l'Eſcoſſois continuer comme il auoit commencé, &
comme il ſe promettoit de faire, contraignant nos pauures
peſcheurs François à luy payer le dixiéme (diſant que c'eſtoit vne grace particuliere qu'il leur faiſoit, en ce que par
ſa commiſſion il luy eſtoit permis de leuer quinze pour
cent) & (qui pis eſt) de confiſquer les vaiſſeaux qui n'au-
roient congé du Roy d'Angleterre. Quelle ſeruitude euſt-ce

esté à la France Catholique de garder les abstinences, &
les jeusnes de l'Eglise, à la discretion de celuy qui est
d'vne profession toute contraire? Quelle somme n'eust il
point tiré tant de ses congez que du poisson qu'il eust raui
par delà à nos François? Car la commission de ce beau
Seigneur portoit pouuoir comme dit est de prendre quinze
pour cét des Estrangers, & cinq des vassaulx d'Angleterre.

La 3. circonstance est, Que le Capitaine & tous ses
hommes, excepté trois, s'estoiët confessez & communiez
auant que d'aller attaquer l'ennemy.

La 4. Qu'il y auoit dix ou douze puissants & furieux
dogues selon le iugement de beaucoup de personnes aussi
à craindre que des hommes sans peur & bien armez; &
neantmoins [comme s'ils eussent eu le sentiment & respect pour les armes du Roy & le Capitaine Daniel, pareil
à celuy qu'eurent autre-fois les lyons pour vn autre Da-
niel] ils ne nous ont faict aucune peine; & (chose mer-
ueilleuse) pas vn de tous les coups qui furent tirez par
les Anglois, ne porta sur vn seul de nos François, quoy
que ce fut en plein iour, & que l'ennemy nous veist venir
il y auoit fort long temps, & qu'il en fut plus grand nombre que nous, qu'il nous eust veu auparauant prendre
deux de leurs Chaloupes & six de leurs pescheurs, quoy
qu'ils fussent à couuert de leur fort & de leurs armures,

au contraire nous à defcouuert & en butte à tous tant qu'ils
eſtoient, bref quoy que les trois pieces de canon, qu'ils
auoient oſtées à vn françois, fuſſent capables de nous rompre
par le rejalliſſement des cailloux deſſus leſquels nous mar-
chions. Tant il eſt vray que ce que Dieu garde eſt bien
gardé. La ſainte Euchariſtie que nos ſoldats françois auoient
receuë, leur eſtoit vn ferme bouclier, vn charme puiſſant
& aſſeuré, & vn charactere à l'eſpreuue auſſi bien contre
les armes des hômes, que contre les dents des beſtes.

La 5. Que les ſoldats ont eſté ſi obeiſſants à leur Capitaine qui leur auoit deffendu de s'amuſer au butin, qu'il
n'y en a pas vn ſeul de tous ceux qui ont eſté pris qui ayt
perdu la valeur d'vn ſold de ce qu'il auoit en ſon particu-
lier. En quoy il eſt à douter lequel des deux eſt plus admi-
rable ou le pouuoir qu'a ſur ſes ſoldats le Capitaine, ou
l'obeiſſance & reſpect des ſoldats enuers leur chef.

La 6. Qu'il y auoit vingt-cinq lieuës du fort que com-
mençoient nos françois à celuy des Anglois, de là il appert
de la diligence de ceux qui cherchoiët les vaiſſeaux de leur
Capitaine & les nouuelles de Quebec, veu qu'ils n'eſtoiët
que dans vn petit batteau de Nef, & cepédant s'eſloignoient
ſi fort. Il appert auſsi de cette diſtance, quel eſtoit le zele
& le courage de ceux qui furent combatre les Anglois.
C'eſt beaucoup de ſe defendre quand on ſe trouue attaqué
par des ennemis plus forts, c'eſt plus de les attaquer quand

on les rencontre; mais de les aller chercher fi loing & auec
fi peu d'auantage, c'eft vn faict fans aucun exemple, ou
pour le moins extremement rare, lors particulierement
qu'on n'y eft point enuoyé, ny gagé pour cet effect.

‧ La 7. Que le ꜰort que nous auõs commencé, & doit eftre
parfaict au retour de Monfieur Daniel, eft à l'entrée du
Port, le plus affeuré, le plus capable & commode qu'on
puiffe fouhaiter. Premierement il eft au commencement
des terres de la Nouuelle France, & partant eft tres-propre
à receuoir les Nauires de ꜰrance s'il falloit relafcher auant
que de monter le fleuue S. Laurens. Secondement, il eft
entre l'Acadie & le Canada où eft l'habitation de Quebec,
& partant tres-propre pour la communication de l'vn &
l'autre Païs, & mefme pour y faire affembler les Nauires
s'il eftoit befoin de les vnir. Tiercement, il eft en vn lieu
ou il y a quantité de beaux & gros arbres, & des eaux
douces en abondance. Outre cela il eut dans le port plus
de trois mille Nauires, & cependant ne laiffe point d'eftre
fort tranquille & affeuré; car l'emboucheure eftant fi ef-
troitte, qu'il n'y peut entrer plus d'vn Nauire à la fois,
l'eau y eft tranquille comme en vn eftang qui eft à l'abry
d'vne haute foreft; D'ailleurs, le fort eft tellement placé
qu'il n'y a Nauire qui ne puiffe eftre creué du canon qui
donne deffus ce deftroit au cas qu'il voulut entrer fans le
congé dudit fort, & ainfi peut feruir d'Azile affeuré aux

françois s'ils estoient attaquez. Il s'y rencôtre encor beaucoup d'autres commoditez, mais ie ferois trop long à les de-
duire : comme aussi si ie voulois marquer par le menu le
foin amoureux qu'a eu de nous nostre bon Dieu, comme il
nous deliura du poifon de nos captifs Escoffois, comme il
nous obligea tous à nous conseffer enuoyant vne tempeste
qui choquoit à chaque vague nostre .vaisleau , & à chaque
coup le brisoit & creuoit contre vn rocher ; & puis nous
ayant contrainêts de nous abâdonner à fa mercy, il porta vn
Pere Iefuitte à mettre dans cette mer enragée vn Reliquaire
garni d'vn morceau de la sainête Croix, ce qui nous.donna
le calme.

Ie ne puis non plus m'arrester à descrire comment s'est
faiêt, qu'vn petit Sauuage ayant receu en la teste de grands
coups de hache fut guari quand vn autre Pere Iefuitte l'eut
beni & faiêt quelque ,vœu pour luy. Aussi peu comme vn
vieux forcier aagé d'enuiron 90. ans, qui estoit comme le
grand Prestre de ces miferables Sauuages, se conuertit, &
de fon propre mouuement fe mit à brufler tous les outils
dôt il fe feruoit au culte du Diable ; Ie pourrois estre en-
nuyeux fi ie difois tout ce que ie fçay, neantmoins ie ne
peux que ie ne regouste encor vne fois le traiêt de douceur
que la Diuine bonté nous fit fentir en allant.

La trauerfe de Dieppe en ce nouueau Païs tirant en fi
grande longueur, que quelque cinq mois fe font paffez à la

faire, (ce qui fe faiĉt d'ordinaire en vn mois) noftre General eftoit contraint de faire tenir les viures fort courts; &
comme fi Dieu nous euft voulu faire la mefme faueur
qu'il fit autre-fois au peuple d'Ifraël lors qu'il le tenoit
dans le defert, & l'empefchoit d'auancer deuers la terre
promife, voyãt qu'on ne diftribuoit quafi plus que du pain
à manger, fit venir vne groffe trouppe d'excellents poiffons,
qui fuiuit iour & nuiĉt le Nauire & ce en fi grande af-
fluéce, qu'on les prenoit comme en vn referuoir à mefure
qu'il falloit difner ou fouper, Ie dis à chaque iour ou re-
pas, Car cóme la Manne fe cueilloit tous les iours, & ne
fe gardoit point, de mefme cette Manne nouuelle fe cueilloit tous les iours & ne le gardoit point, & eftoit ce poiffon
nommé la Bonite ou Grand aureille, à caufe d'vn grãd
aifleron, qui s'efleue vers fa tefte lors qu'il nage; il eft
plus gros que nos groffes carpes. Or comme fi cette benite
trouppe euft fenti qu'il n'eftoit plus de befoin que fa mort
fouftint noftre vie, auffi toft que nous fûfmes prez du
Grand banc, ou l'on pefche la Molluë, elle cómença à nous
quitter, nous laiffant vn fentiment de la bóté de noftre Seigneur auffi doux, que ce delicieux fecours nous auoit efté
neceffaire; Ce fouuenir m'eft fi agreable que ie ferois con-
tent de faire vn recueil de tous les difcours que nos gens
tenoient fur ces poiffons, comme ils difoient allons au vi-
uier que Dieu nous a donné, allons prendre le difner que

Dieu nous a preparé, allons receuoir ce qu'il nous enuoye;
Toute-fois il y a encor plus de plaifir, plus de douceur,
& de côfolation à confiderer vn peu la prudence de Dieu
fur la conduitte de noftre voyage.

Le deffein de la Compagnie, & de noftre General, eftoit
d'aller à Quebec & ce pédant, fi Dieu par la contrariété
des vents ne l'euft empefché; comme il eftoit demeuré feul
fans l'efcorte des Nauires du Roy, & mefme de tous fes
vaiffeaux, il eftoit prefque impoffible qu'il ne fut prins des
Anglois, qui auoient dans S. Laurens huiét forts Nauires,
& quand il ne les euft point rencontrez ayant attendu fi
long temps à la Rochelle, il n'euft fceu fecourir les françois de ce quartier; & qui pis eft, l'Efcoffois fe fut tellement fortifié le refte de l'année, que ie ne fçay pas fi on
l'euft peu auoir par apres, veu qu'il eftoit defià en tel eftat, que le canon ne l'euft peu endommager du cofté de
l'eau tant il s'eftoit bien couuert de gazon; & pour ce qui
eft du cofté de terre fes retranchements s'eftoient tellement
hauffez en huiét ou dix iours qu'on auoit tardé à les venir reuoir, que noftre Capitaine les ayant efté reconnoiftre
luy-mefme auant que d'en faire les approches, iugea que
les efchelles qu'il auoit fait faire fuiuant le rapport de fes
gens, eftoient deformais trop courtes de 3. ou 4. pieds, &
partant fut contrainét, d'en faire defpecher quantité d'autres d'enuiron dix à douze pieds. Ie vous laiffe à penfer ce

qu'il euſt fait tout le long de cet hyuer iuſqu'à ce qu'on
euſt eu la cṏmodité de l'aller viſiter, & en quel poinčt de
force il ſe fuſt mis, puis qu'en ſi peu de temps il auoit tant
auancé ; Il n'euſt pas eſté poſſible de le tirer de ſa Citadelle :
car il auoit des viures pour plus de deux ans, & en prenoit
encor tous les iours à nos peſcheurs, teſmoin celuy qui fut
trouué priſonnier iuſqu'à ce que ſon maiſtre euſt rendu le
canon qu'il auoit, & payé pour deux mois de viures auec la
dixme de tout ce qu'il peſcheroit. Il auoit deux excellents
moulins à bras, vne forge, du fer en quantité, des carrieres
de charbon de terre contre luy, du cuir, de quoy faire de la
biere, bref toute ſorte de cṏmoditez, d'outils, d'inſtruments
& d'ouuriers. D'ailleurs s'eſtant tranſporté en ce Païs par
vn zele tres-ardant de ſa fauſſe Religion, l'ayant receu en
don du Roy d'Angleterre qui la nomme, *Noua ſcotia*, dans
ſon breuet, l'ayât dis-je auecques pouuoir d'y mettre telles
loix que bon luy ſembleroit, & cṏme il ſe voit par ſa commiſſion, d'exiger de ſi grands impoſts ſur les ꜰʀançois, en vn
mot ſe promettant de ſi grands profits & honneurs de cette
entrepriſe, qu'il auoit abandonné ſa Baronnie d'Ochiltri
pour poſſeder ce Pays à guiſe d'vn petit Roy de la nouuelle
Eſcoſſe, comme ſes anceſtres l'auoient eſté de celle que tient
maintenant l'Anglois, ſans doute il n'euſt pas aiſement
quitté toutes ces belles pretenſions, qui luy auoient couſté
deſià ſi cher, & ainſi il ne pouuoit que donner beaucoup

de peine à ceux qui l'euſſent voulu par apres depoſſeder, &
faire bien du mal à nos pauures peſcheurs, & gaſter tont
ce Païs d'vne hereſie à laquelle il eſt tres-zelé, & bien verſé,
parle bien latin, & eſt entendu en quantité de ſciences, &
ce mal n'euſt pas eſté pour peu de temps ; Car enuiron
cinquante ans dont il eſt aagé, luy ont peu fournir aſſez de
ruſes pour ſe deffaire des commandements du Roy d'Angleterre au cas qu'il luy en euſt voulu faire pour quitter ce
qu'il luy auoit donné. A tout le moins ce Seigneur n'euſt
pas manqué à demander bonne ſomme de deniers pour les
fraiz qu'il euſt deu auoir faiɛts. *Ainſi Dieu nous eſt bien
ſouuent plus fauorable s'oppoſant à nos deſſeins, qu'en les
conduiſant ſelon noſtre deſir.*

---

### A Meſſieurs les Directeurs & Aſſociez de la Compagnie de la Nouuelle France.

*MESSIEVRS voila beaucoup de faueurs du
Ciel, qu'en ſi peu de temps vn ſeul de vos Capitaines ne luy reſtant qu'vn Nauire, vous aye rendu tant
de monde obligé : Quand voſtre pieuſe Compagnie n'ap-
porteroit iamais autre bien que celuy qu'à produit l'action
heroïque de Monſieur Daniel, il ne ſera iamais que la
France n'aye ſujeᴕ de benir tous ceux qui l'ont erigée,*

*que ceux qui s'y ſont aſſemblez & employez. Mais pour*
*venir dire mon ſentiment, ie crois que ce ne ſont que des*
*arrhes des grandes benedictions que Dieu vous garde,*
*que tout cela n'eſt que l'aube du beau iour & des heu-*
*reuſes lumieres qu'il promet à voſtre ſaincte entrepriſe.*
*Que ſi iuſqu'à cette action le triſte ſuccez des affaires n'a*
*correſpõdu à vos iuſtes deſirs, & aux grandes deſpenſes*
*que vous & mon Capitaine auez faictes pour le bien de*
*ce Païs, vous eſtes aſſez bien appris pour ſçauoir que*
*Dieu n'eſtime pas moins l'honneur qu'il y a à le ſeruir*
*en quelque glorieuſe affaire, que peut eſtimer vn Roy*
*l'honneur qu'il faict à quelqu'vn l'employant en choſe*
*d'importance, & partant, comme vn Prince prudent n'em-*
*ploye iamais perſonne en quelque belle expedition, qu'il*
*n'aye auparauant eſprouué & recongneu ſa vertu en quel-*
*que rencontre facheuſe; de meſme vous ne doutez pas*
*que Dieu n'aye voulu faire voir que vous auez aſſez de*
*courage & de conſtance pour meriter de luy cét honneur*
*de le ſeruir en vne choſe ſi pleine de gloire, comme eſt*
*l'amplification du Royaume de ſon fils, l'eſtenduë du nom*
*des François, l'accroiſſement de leurs Terres & Prouin-*
*ces. Dieu auoit reſolu & promis à Abraham, & à ſon*
*peuple choiſi qu'il luy donneroit de belles terres, neant-*
*moins (comme vous ſçauez) il ne les eut pas euës ſans*
*grande peine. Dieu vouloit faire Ioſeph Lieutenant du*
*Roy dedans l'Egypte, mais ce ne fut pas ſans les eſ-*
*preuues & de la captiuité, & des dangers de ſa mort. Et*

*pour ne point aller plus loing Dieu vouloit faire noſtre*
*Roy abſolu, & obeï par tous les recoins de ſon Royaume ;*
*mais il ne luy a pas faiɑ cét honneur ſans luy faire*
*ſouffrir beaucoup en ſon corps ſacré, & affliger ſon eſ-*
*prit d'inquietudes, & des pertes des plus braues Capi-*
*taines & ſoldats de ſon armée; Pertes qui luy ont eſté*
*incomparablement plus ſenſibles que ne vous ſçauroient*
*eſtre celles de voſtre argēt. Pour moy il faut que ie vous*
*ouure franchement mon cœur, ie perdis il y a enuiron*
*dix-huiɑ mois vn œil, & quaſi vne de mes mains pour le*
*ſuiet qui vous lie enſemble & conjoint d'vn ſainɑ deſir ;*
*ie conſidere neantmoins ces eſpreuues pour faueurs, cette*
*perte pour vn aduantage, & vn gage tres-certain de*
*quelque grand bien, S. Paul m'aſſeurant que* Deus faciet
cum tentatione prouentum; *voire ie m'eſtime dés main-*
*tenant aſſez bien recompenſé de la part que Dieu m'a*
*donnée en la gloire de ce dernier exploit, & de la bonne*
*volonté, qu'il me continuë de continuer à le ſeruir en la*
*pieuſe entreprinſe de voſtre honorable Compagnie à qui*
*ie ſuis*

*MESSIEVRS,*

Tres-humble ſeruiteur André
Malapart.

A Monſieur Daniel Capitaine pour le Roy en
la Marine, & General de la flotte de la
Nouuelle France.

Onſieur ie crains bien fort que voſtre modeſtie
N'aye pas pris plaiſir à lire ce diſcours,
Mais ſi ceſte vertu tient en vous amortie
Toute la vanité, l'Idole de nos iours.
Au moins laiſſez le cours libre à la verité,
Laiſſez aller le los à qui l'a merité.

Que ſi vous ne voulez cet acte de Iuſtice,
Et aymez mieux me veoir exercer la milice,
Dittes-moy au pluſtoſt, ſoldat, l'eſpée au poing,
Et vous verrez bien toſt que ie n'eſcriray point.

Voſtre plus obeïſſant, ſoldat, & ſeruiteur
André Malapart.

# APPENDICES.

# APPENDICE A. •

*The barbarous and perfidius cariage off the Frenche towards the Lo. Wchiltric in the Ill off Capbritane proved in the Court off admirality off Deepe.*

About the tent off sep<sup>r</sup> or therby, on captaine Daniell, induellar in Deepe, accompanyed with thrie score sojours and ane certane number off savages in six schallops, cumis to the coast off Capbritane and supprysit two schallops and six fisshermen in thē, who wer at fisshing for the entertinement off the sayd Lo. Wchiltrie his colony in that p. scattitt by vertew off the king off

*La barbare et perfide conduite des Français envers le Lord Ochiltric dans l'île de Cap Breton, prouvée en la cour d'amirauté de Dieppe.*

Vers le 10 septembre ou environ, un capitaine Daniel, habitant de Dieppe, accompagné de trois vingtaines de soldats et d'un certain nombre de sauvages en six chaloupes, vint à la côte de Cap Breton et surprit deux chaloupes et six pêcheurs qui les montaient, qui étaient à pêcher pour la nourriture dudit Lord Ochiltrie et de sa colonie, dans laquelle il a été envoyé en vertu de la commission du

Britane his commissionne ; having surprysed the schallops, he seased upon the fisshermen and inclosed them in ane West Ill withoutt meatt, drink, fyr, housses, or ony schelter frõ the rayne or cold.

Therefter, with his sojours and six schallops enteris the harborye, the said Lo. Wchiltrie and the greattest pertt off his men being abroad at bissines, the said Lo. Wchiltrie, persaving them enteris his forthe and with the few that was in it estemeing the said captan Danyell and his people to have beein savages, caused discharge sum muskattes att the schallops to mak them discover who they wer ; w^{ch} did so fall furthe for* they did immediatly approche the forthe and the said Lo. Wchiltrie, finding by thair apparell that they wer not savages, did demand them who they wer ; they answered they wer Frenche ; he said the Frenche and they wer freeinds becaus off the peace betwix the two Kingis ;

Roi d'Angleterre. Ayant surpris les chaloupes, il s'empara des pêcheurs et les enferma dans une île de l'Ouest, sans viande, sans boisson, sans feu, sans maisons, ou aucun abri contre la pluie ou le froid.

Puis, avec ses soldats et six chaloupes il entra dans le port, ledit Lord Ochiltrie et la majeure partie de ses hommes étant éloignés par leurs occupations. Ledit Lord Ochiltrie, les voyant arriver à son fort et pensant avec le peu de monde qui s'y trouvait que ledit Capitaine Daniel et ses gens étaient des sauvages, fit décharger quelques mousquets sur les chaloupes pour leur faire déclarer qui ils étaient. Comme ils ne s'approchaient pas immédiatement du fort et que Lord Ochiltrie trouvait à leur extérieur qu'ils n'étaient pas des sauvages, il leur demanda qui ils étaient. Ils répondirent qu'ils étaient Français, il dit que les Français et eux étaient amis, à cause de la paix entre les deux Rois ; ils répliquèrent qu'ils étaient Français,

they replyed thatt they wer Frenche and thatt they did know
the pace and wer thair freinds ; then he said In theas tearmis
they wer welcum : how soone they did enter, (expecting no wrong
usage efter the words w^ch hayd past), they did seass on us all,
disarmed them, entromettit with all thair goods, expulsit the
poor people outt off the forth and exposed them, withoutt schelter, or cover, or clothis, to the mercy off the rayne and cold
wind, w^ch did exceed att that tym, so yat the poor people, (whe-
roff ane greatt number of them wer old men and women, wemen
w^t chyld, and yong childrein att thair breasts) they, i say, wer
forced to turne downe the face of ane old schallope and to creepe
in under itt to save thayr lyffs from the bitternes off the cold and
rayne, w^ch was most extream in thatt place.

Therefter, the said captane Danyell and his people did enter
the fleaboatt w^ch the said Lo. Wchiltrie hayd thayr, seassed upon

qu'ils connaissaient la paix et étaient leurs amis; il dit alors qu'en
ces termes ils étaient bienvenus. Aussitôt qu'ils entrèrent (l'on n'at-
tendait pas de procédé nuisible après les paroles qui s'étaient échan-
gées) ils s'emparèrent d'eux tous, les désarmèrent, les rassemblèrent
avec toutes leurs marchandises, chassèrent les pauvres gens du fort
et les exposèrent sans abri ni couvert, et sans vêtement à la merci
de la pluie et du vent froid qui étaient excessifs à cette époque, de
sorte que ces malheureux (parmi lesquels des vieillards, des femmes,
des mères avec leurs enfants et de jeunes enfants à leur sein) ces
malheureux, dis-je, furent forcés de renverser la carcasse d'une
vieille chaloupe et de s'y blottir en rampant pour sauver leurs vies
de la rigueur du froid et de la pluie qui était extrême à cette place.

Ensuite ledit Capitaine Daniel et son monde entrèrent dans le
flibot que ledit Lord Uchiltrie avait là, s'emparèrent de toutes les

all the goodis and immediatly they did lavisshly drink outt thrie
hogsheads off wyne, too hogsheads of strong ceadar and the
wholl bear w^ch sould had served the people and did nocht
reserve so much as to save the said Lo. Wchiltrie and his peo-
ples lyff in thayr jorney to France, so yat they wer all forced to
drink stincking water to the Lo. Wchiltrie his great distemper
by secknes and the loss of the lyff's of many of his people, his
Ma^tes subjectis.

They did tak outt off the sayd Lo. Wchiltrie his schipe his
Ma^teies collors and throw y ayme under foot and did sett up the
king of France collors, with so muche dysdayne that the lyk
hes nather beein seine nor red off in the tym of ane standing
peace betwix two kinges. Efter some few days, they did send
away the most pertt of the said Lo. Wchiltrie his people in shal-
lops some thretty leages by sea to Schibo, wher the said captane
Danyell his schipe did lye and all this thretty leagges did causs

marchandises et immédiatement ils vidèrent avec gloutonnerie trois
barriqnes de vin, deux barriques de cidre fort et toute la bière que
l'on avait conservée, n'en réservant pas assez pour faire vivre ledit
Lord Ochiltrie et ses gens pendant leur voyage en France,. de sorte
qu'ils furent forcés de boire de l'eau puante au grand détriment de
Lord Ochiltrie qui en tomba malade et de beaucoup de ses gens,
sujets de Sa Majesté qui perdirent la vie.

Ils enlevèrent du vaisseau dudit lord Ochiltrie les couleurs de Sa
Majesté, les foulèrent aux pieds et hissèrent les couleurs du Roi de
France avec un tel dédain que chose semblable n'a jamais été vue ni
lue dans le cours d'une paix existant entre deux Rois. Après peu de
jours, ils expédièrent la majeure partie des gens dudit Lord Ochiltrie
dans des chaloupes, environ trente lieues par mer, à Schibo où
mouillait le navire dudit Capitaine Daniel et pendant ces trente

the poor people work att oarris as they hayd beein slawes, having nothing all this tyme to live upone bott bread and water and many off them nocht having cloths nather to cover thaire nackednes, nor schelter them from the cold, what greatter barbaryty could the Turk have used to Christians.

Efter some few days, the said Lo Wchiltrie with sum too or thrie Ingliss gentlemen and thair wyffs wer caryed away in schalloups to the said Schiboa and, for the tempests of weather being forced to sett to the land at nycht, they did ly upon the cold ground withoutt schelter, the rayne pouring downe upon them throche w^ch unusuall distemper the said Lo. Wchiltrie did côtrnct ane flux of blood, w^ch did côtinew with him for the space of fyve monthes, w^ch he is nocht yet lykly to scheack off.

Then he arrived at Schibo and how soone captane Danyell cam to his schipe, he did sett up the king of Bretane collors on his schipe as a pryss, ane aclt unusuall in the tym of pace.

lieues ils firent travailler les pauvres gens aux avirons comme s'ils eussent été des esclaves, n'ayant pour vivre pendant tout ce temps que du pain et de l'eau et beaucoup d'entre eux n'ayant pas de vêtements pour couvrir leur nudité ou se préserver du froid. De quelle plus grande barbarie le Turc pourrait-il user contre des Chrétiens ?

Peu de jours après, ledit Lord Ochiltrie, avec deux ou trois gentilshommes anglais et leurs femmes furent emmenés en chaloupe audit Schibou et, la tempête les ayant forcés d'atterrir la nuit, ils couchèrent sur la terre froide sans abri, la pluie tombant à torrents sur eux, ce qui causa une maladie extraordinaire audit Lord Ochiltrie qui contracta un flux de sang dont il n'est pas probable qu'il soit bientôt délivré.

Dès son arrivée à Schibo et dès que le Capitaine Daniel vint à son vaisseau, il y hissa les couleurs du Roi d'Angleterre comme sur une prise, acte inusité en temps de paix.

2

At Schibo, for the space off sax or sevin weekis, all the poor
people wer côpelled as slaves to work and labor upon bread and
water only and many of them naked and without clothis, so
yatt for pitie of the poor people the sayd Lo. Wchiltrie was
côstrayned to give them his bed clothis to cover thair nackednes
and saiff them in some measur from the extremitie of the cold
and to tear the very linings of his bed. When the said Lo.
Wchiltrie and his people hayd indured this wrong and miserie
for the space of too monthis, they wer all imbarked in the said
captane Danyell ship, fyfty men, wemen and childrein being
inclosed in the hold of the schipe in so little bound that they
wer forced to ly upon other as they hayd beein so mony fisshis,
lying in thair awin filhe and fed upon bread and water that by
famine and the pestiferus smell of thair awin filth many of them

A Schibo pendant l'espace de six ou sept semaines tous les malheureux furent forcés comme des esclaves à travailler péniblement, étant
au pain et à l'eau seulement, et beaucoup étant nus et sans véte-
ments, de sorte que par pitié pour ces pauvres gens ledit Lord
Ochiltrie fut contraint de leur donner les couvertures de son lit
pour couvrir leur nudité et les garantir en partie de la rigueur
du froid et de leur partager les draps de son lit. Quand ledit
Lord Ochiltrie et ses gens eurent enduré ces injustices et ces
misères pendant l'espace de deux mois, ils furent tous embar-
qués dans le vaisseau dudit Capitaine Daniel, cinquante hommes,
femmes et enfants étant enfermés dans la cale du vaisseau dans un
réduit si étroit qu'ils étaient forcés de coucher les uns sur les autres
comme s'ils eussent été des poissons, couchant dans leurs propres
immondices et nourris au pain et à l'eau, de sorte que par la faim
et par l'odeur pestiférée de leurs propres ordures beaucoup d'entre

wer throwin in the sea, throw famin the mothers lossing thair milk, the poor foukis childreein lost thair lyff and wer throwin in the sea. In this tym, the said Lo. Wchiltrie distempered of ane flux of blood, was for the copleaning of the peoplis usage threattint to have his throatt cutt and to be pistolled; his servand, who did attend him in his seaknes, discharged to cum too him to glve him ane drink of water, his coffers whit his clothis and his papers being only left unrifillid and unseasit upon till that tym wer taken and openit and his accuttances of great sowms of muny w^che he hayd payed, obligationes of sowmis, securites of his freind land wer takin by the said captan Danyell and trowen in the sea.

And to crowne the rest of the said captan Danyell insolences, hefor the scriant maior of Deepe, Monsur Schobneall, he did call the king of Britane ane usurpater.

eux furent jetés à la mer; la famine faisant perdre le lait de leurs mères, les pauvres petits enfants perdirent leur vie et furent jetés à la mer. En ce temps ledit Lord Ochiltrie affecté d'un flux de sang fut alors qu'il réclamait contre le traitement infligé à ses gens, menacé d'avoir la gorge coupée et de recevoir un coup de pistolet; le domestique qui le soignait dans sa maladie fut empêché de venir lui donner un verre d'eau, ses coffres avec ses vêtements et ses papiers qui seuls n'avaient pas encore été fouillés et saisis furent pris et ouverts et ses quittances de grandes sommes d'argent qu'il avait payées, les reconnaissances de sommes prêtées, ses titres de créances sur les terres de ses amis furent pris par ledit Capitaine Daniel et jetés à la mer.

Et pour couronner le reste des insolences dudit Capitaine Daniel, devant le sergent-major de Dieppe, Monsieur Schobnell, il a appelé le Roi d'Angleterre un usurpateur.

In this actiõ the said Lo. Wchiltrie hathe proven that pertly by the good takin frõ him, his lossis in his voyage and his loss by this accultances precyttes w^ch was throwin in the sea, he is losser above twenty thowsand pounds starling.

This wholl relation the said Lo. Wchiltrie did prove before the Court of the Admyralitie of Deepe,, procurit sentence upon itt and being keepit close prisoner in Deepe for ane monthe, by the means off his Ma^tes imbassador he was brocht to his hering, his offences against the king of France objected to him he defended himself by his Ma^tes missiõ w^ch he proved yat he nayr cõtraired nor transgressit and having no more to say against him he was delyvired to his Ma^tes imbassaid ; he did present to the cõsell his relatiõ off his injures and lossis w^t the verificatiõ here off in the Courtt off Admirality off Deepe the judges sentence interposit ther to ; but nayther can he have his wronges reparcd,

Dans cette action ledit lord Ochiltrie a prouvé que partie pour les marchandises qui lui ont été prises, pour ses pertes pendant son voyage et pour la valeur des quittances précitées qui ont été jetées à la mer il éprouve un préjudice d'environ vingt mille livres sterling.

Ledit Lord Ochiltrie a prouvé cette relation dans son entier devant la Cour de l'Amirauté de Dieppe, a obtenu sentence sur ce et étant gardé prisonnier enfermé à Dieppe pendant un mois, il a été appelé devant ses juges par l'entremise de l'ambassadeur de Sa Majesté. On lui a objecté ses offenses contre le Roi de France, il s'est défendu en invoquant la mission à lui donnée par Sa Majesté qu'il n'a jamais transgressée par rien de contraire et comme on n'avait rien de plus à dire contre lui, il a été remis à l'ambassade de Sa Majesté. Il a présenté au conseil sa relation des torts et pertes qu'il a éprouvés, avec leur vérification à la Cour d'Amirauté de Dieppe, en y joignant la sentence des juges. Mais il n'a pu encore avoir réparation de ses

his lossis repayit nor the offender punissed bot the cõtrar the
said captan Danyell is imployed in new commissiõ to go to America
wᵗ on of the king of France schipis and to others to mak good
his possessiõ of Capbritan and the Ill of Capbritan givin to him for
his injures don the king of Britane and his subjects. Yea wᶜʰ is
most barbarus and injust the sentence of the Court of Admira-
litie wᶜʰ he did present to the cõsell of France is denyed to be
givin back to him it being so odius as tis schamfull it suld be
upõ record; so yat the Lo. Wchiltrie is forced to have his
recourss to his Maᵗⁱᵉ whois humble desyr is

That his Maᵗⁱᵉ may be pleassit to tak his wrongis and lossis
to his princely and royall cõsideratiõe and to be pleassit to pro-
vyd suche remead therunto as in his Maᵉ unquestionable judge-
ment will be found most featt and for the ᵣreuth of his relatiõ
he is cõtent to answer it upon his lyff and in the meane tym

griefs, paiement de ses pertes ou punition de son agresseur; au
contraire ledit Capitaine Daniel est employé par une nouvelle commission pour aller en Amérique sur un vaisseau du Roi de France
avec deux autres pour assurer la possession du Cap Breton et l'île de
Cap Breton lui a été donnée pour les injures qu'il a faites au Roi
d'Angleterre et à ses sujets. Et ce qui est plus barbare et injuste
encore la sentence de la Cour d'Amirauté qu'il a présentée au Conseil
de France, on refuse de la lui rendre, par un procédé aussi odieux
et honteux qu'on puisse le consigner. Aussi Lord Ochiltrie est forcé
d'avoir recours à Sa Majesté et son humble désir est

Qu'il plaise à Sa Majesté prendre ses griefs et pertes en sa prin-
cière et royale considération et qu'il lui plaise y pourvoir par tel
remède qui dans son jugement souverain se trouvera le plus conve-
nable. Et pour la vérité de sa relation il est prêt à en répondre sur

doeth remitt the prooff of it to the relatiō of captane Cōstance
Ferrer, louetennant Thomas Stewart, Hary Pew gentleman and
suche others as theas will find out who wer witnessis in the
said actione and that his Ma^{tie} may be gratiously pleassit to caus
call them for the verificatiō of theas relations in testimony
of the treuth wherof the said Lo. Wchiltrie hath singed theas
pn̄ts.

J. L. WCHILTRIE.

sa vie et en même temps il s'en remet pour la prouver à la relation
du Capitaine Constance Ferrer, du Lieutenant Thomas Stewart, de
Henry Pew gentilhomme et de tels autres qu'on trouvera et qui
étaient témoins desdits faits et qu'il plaise à Sa gracieuse Majesté
de les faire appeler pour vérifier ce récit, en témoignage de la vérité
duquel ledit Lord Ochiltrie a signé ces présentes.

J. L. OCHILTRIE.

# APPENDICE B.

## TITRES DE NOBLESSE OCTROYÉS A CHARLES DANIEL ET A SES DESCENDANTS.

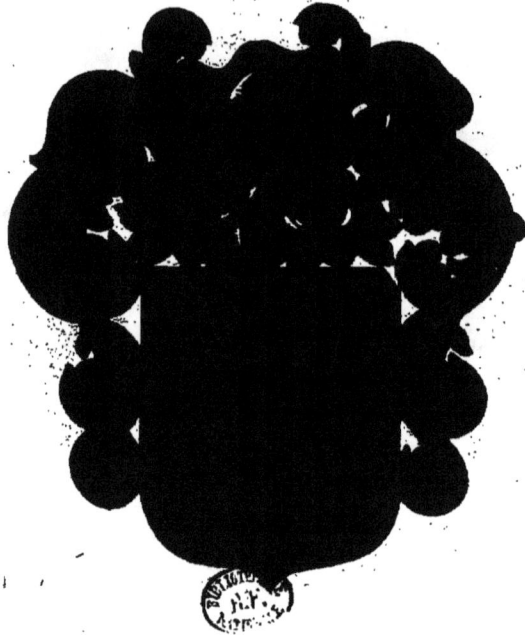

ARMOIRIES données à CHARLES DANIEL, Ecuyer,

Sᵣ du MESNIL-GAILLARD,

Capitaine entretenu par le Roy en la marine,

suivant lettres d'annoblissement en date du mois de mai 1648.

Louis par la grâce de Dieu Roy de France et de Navarre à tous présents et à venir Salut.

Comme la recompence deue a la vertu et fidelité de ceux qui se sont portes dans les bonnes et louables actions est un moyen très certain pour esmouvoir les hommes a se porter daffection au service de leur Prince et de lEstat et se rendre recommandables par leur courage et probité aussy les Roys nos prédécesseurs ont tousjours tenu ceste maxime de faire des graces a ceux qui les avoient mérittées et par des marques dhonneur les obliger de continuer a servir leur patrie donnant espérance a un chascun de parvenir a telles gratiffications et sachant quil ny a point de tiltre honnorable dont les hommes généreux facent plus destat que de celuy de noblesse qui les esleve audessus du commun et lequel ilz transmettent a leur postérité, nous désirons a l'exemple des d. Roys nos prédécesseurs le donner à ceux qui s'en sont rendus dignes affin que cela serve d'emulation aux aultres a les imitter. Sçavoir faisons que mettant en consideration les bons et recommandables services qui ont esté rendus

3

I

Louis par la grâce de Dieu Roy de France et de Navarre à
tous présents et à venir Salut.

Comme la recompence deue a la vertu et fidelité de ceux qui
se sont portes dans les bonnes et louables actions est un moyen
très certain pour esmouvoir les hommes a se porter daffection
au service de leur Prince et de lEstat et se rendre recommandables par leur courage et probité aussy les Roys nos prédécesseurs ont tousjours tenu ceste maxime de faire des graces a ceux
qui les avoient mérittées et par des marques dhonneur les obliger de continuer a servir leur patrie donnant espérance a un
chascun de parvenir a telles gratiffications et sachant quil ny a
point de tiltre honnorable dont les hommes généreux facent
plus destat que de celuy de noblesse qui les esleve audessus du
commun et lequel ilz transmettent a leur postérité, nous désirons
a l'exemple des d. Roys nos prédécesseurs le donner à ceux qui
s'en sont rendus dignes affin que cela serve d'emulation aux
aultres a les imitter. Sçavoir faisons que mettant en consideration les bons et recommandables services qui ont esté rendus

3

au deffunct Roy nostre tres honoré seigneur et pere et a nous
depuis vingt cinq ans par notre cher et bien amé Charles Daniel
sieur du Mesnil Gaillard natif de Dieppe en nostre province de
Normandie tant dans nos armées de terre quen celles de mer
ou il a sans discontinuation eu des commandemens et des
emplois dignes de sa bonne conduitte et de la grande expérience
quil sest acquise en la marine ainsy quil paroist plus clairement
par les commissions et ordres en bonne forme cy attachez soubz
le contrescel de nostre chancellerie. Pour ces causes et aultres
a ce nous mouuants Nous avons le dict sieur Daniel de ladvis de
la Reyne Régente nostre trez honnorée Dame et mere et de
nostre certaine science, pleine puissance et auctorité Royalle
par ces présentes signées de nostre main ensemble ses enfans et
toute sa postérité et lignée tant masles que femelles descendans
de lui en loyal mariage annobly et annoblissons et iceulx decores
et décorons du tiltre et quallité de noble Voulons et Nous plaict
que luy et sa dicte postérité et lignée soient cy-aprez tenus et
reputez pour nobles et gentilzhommes et quilz soient ainsy qua-
lifies en tous contractz et actes tant en jugement que dehors et
quilz jouissent et usent pleinement paisiblement et perpétuellement de tous honneurs privileges franchises prerogatives et
préeminences dont jouissent les aultres nobles anoblis de nostre
Royaume, et de nostre mesme grace octroyé et octroyons la
qualité descuyer et quilz puissent doresnavant porter en tous
lieux et endroitz que bon leur semblera les armoiries ainsy
quelles seront données par nostre premier heraut d'armes en la
mesme forme et manière que font les aultres nobles annoblis

de nostre dict Royaume sans que pour raison de nostre presente
grace, il soit tenu nous payer ny a noz successeurs Roys aucune
finance dont, a quelque somme et estimation quelle se puisse
monter quoy quelle ne soit cy spécifiée, nous avons au dit
Charles Daniel sieur du Mesnil-Gaillard faict et faisons don par
ces dictes présentes en considération de ses dicts services et
mérites. Sy donnons en Mandement a nos amez et féaux conseillers les gens tenants nostre cour des Aydes à Rouen, Prési-
dentz et Trésoriers Généraulx de France au dict lieu et a tous
aultres noz justiciers et officiers quil appartiendra que de nos d.
présentes lettres d'annoblissement don darmes et de finance et
de tout le contenu en ces dictes présentes ilz facent souffrent
et laissent le dict sieur Daniel sa postérité masles et femelles
naiz et a naistre jouir et user plainement et paisiblement sans
permettre quilz y soient inquiettes par qui que ce soit, cessant et
faisant cesser tous troubles et empeschemens au contraire, car
tel est nostre plaisir, nonobstant tous édictz reglementz et deffences a ce contraire auxquelles et aux dérogatoires des dérogatoires y contenu nous avons desrogé et desrogeons par ces d.
présentes et affin que ce soit chose ferme et stable a toujours
nous y avons faict mectre nostre scel sauf en aultres choses
nostre droict et lautruy en toutes. Donné à Paris au moys de
may lan de grace mil six cent quarante huit et de nostre regne
le cinquième.

## II

*Extraict*
*des registres de la Cour des Aides*
*en Normandie.*

*20 febvrier 1649.*

Veu par la cour les lettres patentes du Roy en forme de chartes données à Paris au mois de may dernier par lesquelles pour les causes services et considérations y contenus Sa Majesté avoit anobly Charles Daniel sieur du Mesnil Gaillard natif de la ville de Dieppe, capitaine entretenu par Sa dicte Majesté en la marine et commandant un des vaisseaux de son armée navalle, ses enfants et toutte sa postéritté et lignée tant masles que femelles descendans de lui en loial mariage et du tiltre et quallitté de noblesse décorés voullant que ledict Daniel sa dicte posteritté et lignée soient tenus et repputez pour nobles et gentilshommes et qu'ils soient ainsy qualliffiez en tous contracts et actes tant en jugemens que dehors, jouissent et usent plainement paisiblement et perpétuellement de tous honneurs, privilleges, franchises, prerogatives et prééminences dont jouissent les aultres nobles

anoblis de ce roiaulme, leur aiant sa dicte Majesté octroié la
quallitté diceux et qu'ils puissent doresnavant porter en tous
lieux et en lroictz les armoiries ainsy quelles lui seraient données par le premier hérault d'armes de sa dicte Majesté en la
mesme forme et maniere que les aultres nobles anoblis du dict
roiaulme sans que pour ce il fust tenu paier au Roy ny a ses
successeurs aucune finance don a quelles sommes quelle se
puisse monter, sa dicte Majesté luy en avoist faict don suivant
quil est plus au long mentionné par les dictes lettres, lacte de
veriffication dicelles devant le sieur Corberon maistre des
requestes et commissaire depputé par Sa Majesté pour la veriff-
fication des lettres de noblesse expediées et enregistrées depuis
dix ans du neufiesme janvier dernier par lequel après avoir veu
et examiné lesdictes lettres et que le sceau et visa y apposez
s'estoient trouvez bons et valables a esté ou avoist esté audict
Daniel pour luy valloir et servir ce que de raison. Arrest de la
cour du douziesme de ce moys par lequel avant que faire droict
sur la requeste présentée par ledict Daniel aux fins de l'entherinement des dictes lettres auoist esté ordonné que par maistre
Louis Duperron conseiller en icelle seroist informé doffice du
contenu aus dictes lettres et chartes si ledict Daniel est procréé
en loyal mariage, du nombre de ses enffants, moiens et facultez
s'il possede fiefs nobles, s'il avoist contribué aux tailles pour ce
faict communicqué au procureur général du Roy et veu par
ladicte Cour estre ordonné ce qu'il appartiendroist.

L'information faicte execution dudict arrest devant ledict
Duperron conseiller commissaire le traiziesme de ce dict mois,

exploict de signiffication faicte instance dudict procureur general
du Roy a la diligence dudict Daniel aux conseillers eschevins et
procureur syndicq de ladicte ville de Dieppe le dix septiesme de
ce moys dudict arrest cy dessus esnonce et de la commission y
ordonnée par ledict conseiller commissaire le traiziesme dudict
mois avec assignation à comparoir le lendemain ou aultres jours
ensuivans pour estre ouis sur les fins de ladicte commission a été
exercé devant ledict conseiller commissaire sur ladicte assignation estant au bas de ladicte information le dix neufiesme de ce
mois par lequel maistre Nicollas Le Carpentier procureur et
aiant charge des conseillers eschevins de ladicte ville vertu de
procuration passée à l'hostel commun de ville le dix septiesme
dudict mois avoist déclare au nom desdicts eschevins quils con-
sentoient l'entherinement desdictes lettres pourvu que louttesfois
ledict Daniel seroit obligé de contribuer a porter les charges
ordinaires et extraordinaires et faire guet de portes comme les
aultres bourgeois nobles de ladicte ville pour et aultant de temps
quil y feroit sa demeure, veu aussy plusieurs pièces representeez
par ledict Daniel justifficattifves des services par luy rendus en
ladicte charge de cappitaine de la marine et aux armées naualles
de Sa Majesté entre aultres une rellation du voiage faict par
ledict Daniel en la nouvelle France en l'année mil six cent vingt
neuf, commission du sieur marquis d'Effiat intendant général
de la marine soubz l'aucthoritté du sieur cardinal de Richelieu
grand maistre chef et surintendant général de la navigation et
commerce de France du huitiesme avril mil six cent trente dellivrée audict Daniel pour commander ung vaisseau du nombre

diceux pour faire voiage en mer pour le service de Sa Majesté soubz la charge du sieur de Montigny commandant iceulx, aultre commission dudict sieur Cardinal de Richelieu dellivrée audict Daniel le premier mars mil six cent trente six pour commander le vaisseau nommé la levrette du port de deux cents thonneaux ensemble les officiers soldats et mathelots qui seroient entretenus par Sa Majesté sur icelluy pour servir en l'armée navale de ladicte année, ordres donnes par le sieur comte de Harcourt chevallier des ordres du Roy lieutenant général de ses armées navalles estant a bord de ladmiral, du Gourjan le vingt septiesme mars mil six cents trente sept audict Daniel d'aller mouiller le lendemain matin le plus proche qu'il se pourroit du fortin pour battre ledict fortin auec retranchemens quil jugeroit a propos pour faciliter la descente des gens de guerre que l'on esperoit faire, certifficat dudict sieur comte de Harcourt du huitiesme octobre audict an du service rendu par ledict Daniel dans ledict vaisseau pendant que ladicte armee avoit esté en mer, aultre commission dudict sieur Cardinal de Richelieu dellivrée audict Daniel le sixiesme mars mil six cens trente huict pour commander le vaisseau nommé la Renommée de lescadre du sieur commandeur des Gouttes en l'armée navalle que Sa Majesté faisoit mettre en mer pour la deffense de son estat et faire la guerre à ses ennemys, deux ordres donnes a bord de ladmiral a la rade de Belle Isle le dix neufiesme octobre audict an pour huit vaisseaux arrivant au Havre portant commandement aux cappitaines desdicts vaisseaulx dobeir audict Daniel et en son absence au capitaine Duquesne, lettre de Sa Majesté

donnée a Fontainebleau le dixiesme janvier mil six cens trente
neuf adresssante aux gouverneurs cappitainnes et lieutenants de
ses provinces de laisser seurement et librement passer ledict
Daniel allant en Angleterre pour affaires importantes à sa dicte
Majesté, instruction donnée par ledict sieur Cardinal audict
Daniel le vingtiesme dudict mois pour aller a Callais, Douvre et
autres lieux, aultre commission dudict sienr Cardinal dellivrée
audict Daniel le dixneufiesme dudict mois pour commander le
vaisseau nommé l'amirauté du port de six cents thonneaux en
larmée navalle dicelle annee, aultre instruction bailléc par ledict
sieur Cardinal audict Daniel le traiziesme janvier mil six cens
quarante et urg de ce quil conviendroit faire estant à la Rochelle,
aultre commission dellivrée audict Daniel de la charge de cappitaine entretenu dans les ports et havres de la Rochelle, Brouage
et Seuldre par ledict sieur Cardinal de Richelieu le quinziesme
dudict moys, aultre commission dudict sieur Cardinal du dix
septiesme dudict mois dellivrée audict Daniel pour commander
le vaisseau nommé lollivarets en larmée navalle de la mer du
Ponant commandée par le sieur marquis de Brézé, aultre commission dellivrée par ledict sieur Cardinal audict Daniel le premier janvier mil six cens quarante deux pour commander ledict
vaisseau soubz ledict commandement en larmée navalle de
ladicte armée, lettres de nomination faictes par le dict sieur
marquis de Brézé de la personne dudict Daniel pour commander
ledict vaisseau en l'armée navalle mise en mer par sadicte
Majesté au mois de mars mil six cens quarants troys, lettres
patentes de Sa Majesté du premier avril audict an de confirma-

tion de ladicte nomination, aultre commission dellivrée audict
Daniel par ledict sieur marquis de Brézé le vingtiesme mars mil
six cens quarante six pour commander le vaisseau nommé le
Saint Paul en l'armée navalle de sa dicte Majesté commandée
par ledict sieur de Brézé.

Les conclusions du procureur général du Roy, et ouy le rapport du conseiller commissaire, tout considere, La Cour a
accordé acte audict Daniel de la présentation desdictes lettres
et chartes lesquelles seront registrées es registres dicelle pour
en jouir suivant leur forme et teneur a la charge de vivre
noblement, de servir le Roy en ses armes et de paier la somme
de deux cents livres pour estre emploiees suivant larrest de
ce jour. Faict en ladicte Cour des aides a Rouen le vingtiesme
jour de febvrier mil six cens quarante neuf.

4

## III

*Extraict des registres du Conseil d'Estat.*

Sur la requeste présentée au Roy en son conseil par Anthoine
et Pierre Daniel escuiers sieurs du Mesnil-Gaillard, Tonneville,
le Verger et autres lieux, contenant que depuis que deffunct
Charles Daniel leur père, vivant, escuier sieur du Mesnil-
Gaillard le plus ancien cappitaine entretenu en la marine fut en
aage de servir, il ne perdit aucune occasion de faire paroistre sa
fidélité et affection au service du deffunct Roy père de Sa Maiesté
qui a ce suiet lhonora de plusieurs employs sçavoir du commandement d'un vaisseau soubz le commandement du sieur de
Montigny en 1630 du vaisseau La Levrette en 1036 en sorte
quil se signala en la descente de Sardaigne et des isles de S^te
Margueritte et de S^t Honorat et en merita ce tesmoignage du feu
sieur comte D'Harcourt y ayant receu un coup de mousquet au
col, en 1638, eut aussy le commandement du vaisseau nommé
La Renommée et eut ordre de commander les huit vaisseaux qui
devoient courir la Manche pour assurer le commerce et en
l'année 1639 par l'ordre du dict deffunct Roy il passa en Angleterre pour exécutter les instructions dont il fut chargé par le
feu sieur Cardinal de Richelieu, et au retour eut le commande-

ment du vaisseau Ladmirauté et en 1641 la Commission pour
faire la reveue de tous les vaisseaux de l'armée navalle qui
estoit aux environs de la Rochelle et estably capitaine garde
port dans la Rochelle, Brouage et Seudre et fut capitaine du
vaisseau Lolivarest dans l'armée commandée par le feu sieur
Duc de Brezé pendant les années 1641, 1642 et 1643 et ensuite
du vaisseau nommé le S' Paul en 1646, avec lettres de provision de capitaine entretenu en la marine desquels employs il
s'acquita si dignement que sa Majesté voulant tesmoigner la
satisfaction qui luy en restoit luy accorda de son mouvement
des lettres dannoblissement au mois de May 1648 qui furent
registrées en la chambre des comptes et cour des aydes de Normandye les dix et vingtiesme febvrier 1649. Cette récompense
dhonneur layant encore excité au service il eut encor une commission du sieur Duc de Vandosme pour commander le vaisseau
le S' Thomas en 1655 dans lequel le dict Anthoine Daniel un
des suppliants en qualité de Lieutenant et depuis de volontaire
soubz le feu capitaine Duquesne a tousiours servy, et comme le
père des supplians est depuis décédé sans avoir eu autre récompense de ses services que la satisfaction de les avoir rendus et
le dit annoblissement et que sa Majesté par son édict du mois
de septembre 1664, a revocqué tous les annoblissements accordez depuis l'année 1634. Le suppliant qui a l'honneur de servir
de Lieutenant dans le navire de sa Majesté nommé la Ville de
Rouen, et le dit Pierre Daniel sieur du Verger seit volontaire
soubz le commandement du sieur Foran, ont recours à sa
Majesté a ce quattendu quelle sest réservée par le dit Eedict de

confirmer ceux qui pour services signalez dans les armées et
autres employs importans ont obtenu le dit tiltre de noblesse.
Que les supplians se rencontrent dans ce cas leur pere ayant
mérité cette récompense par ses continuels services de trente
années et plus, il luy pleust leur confirmer le dit annoblissement
et ordonner quils jouiront des privilèges et exemptions accordez
aux autres gentilshommes du Royaume nonobstant la révocation
portée par le dit Eedict du mois de Septembre 1664, faire deffences aux commis a la recherche des usurpateurs du tiltre de
noblesse de la province de Normandye et tous autres de les y
troubler ny empescher a peyne de mil livres damende despens
dommages et interests et pour cet effect quils seront inscripts
et employez dans lestat des gentilshommes qui sera arresté au
conseil et envoyé dans les bailliages et eslections de Normandye,
veu par le Roy en son conseil la dite requeste communiquée
au dit commis a la poursuitte des dits usurpateurs du tiltre de
noblesse suivant lordonnance du conseil du xvi<sup>e</sup> mars dernier
par exploit du xviii<sup>e</sup> du dit mois ; la response du dit commis,
les dites lettres pattentes d'annoblissement accordées par sa
Majesté au dit Charles Daniel du dit mois de may 1648 registrées
es dites chambre des comptes et cour des aydes de Rouen, plusieurs commissions données au dit feu Daniel pour le commandement des vaisseaux de sa Majesté certifficats des services par
luy rendus et commission donnée par le sieur Duc de Beaufort,
Pair, Grand Maistre chef et surintendant general de la Navigation et Commerce de France au dit Anthoine Daniel pour servir
de Lieutenant dans le dit vaisseau de La Ville de Rouen du

xxiv° décembre dernier, deux certifficats des sieurs Landeron et
Estomare, officiers de la Marine ; des services des supplians des
cinq et xxiv° davril dernier et ouy le rapport du sieur Daligre,
conseiller de sa Majesté en ses conseils et directeur de ses finances
et tout considéré. Le Roy en son conseil Royal des finances,
ayant esgard à la dite requeste a maintenu et conservé les supplians en lannoblissement accordé au dit feu Charles Daniel
leur pere par les dites lettres pattentes du mois de may 1648 et a
ordonné et ordonne qu'ils jouiront ensemble leurs enfans nayz
et a naistre en legitime mariage des privilèges et exemptions
dont jouissent les autres gentilshommes du royaume a la charge
de ne faire aucun acte dérogeant nonobstant la révocation des
dits annoblissemens portée par le dit Eedict du mois de septembre 1664, dont sa Majesté les a exceptez faisant deffences aux
commis a la recherche du dit tiltre de noblesse en Normandye
et a tous autres de les y troubler a peyne de mil livres d'amende
dommages et interests et a aussy ordonné et ordonne que les
supplians seront inscripts et employes dans le catalogue et estat
des gentilshommes qui sera arresté au Conseil et envoyé dans
les bailliages et eslections de Normandye et leur seront toutes
lettres expédiées adressantes à la dite cour des aydes de Rouen
pour y estre registrées conformément au dit edict du mois de
septembre mil six cent soixante quatre. Faict au Conseil Destat
du Roy tenu a Paris le vingt huictiesme jour d'avril mil six cent
soixante sept.

## IV.

Louis par la grace de Dieu Roy de France et de Navarre. A nos amez et feaux conseillers les gens tenans nostre cour des Aydes a Rouen, Salut.

Nos chers et bien amez Anthoine et Pierre Daniel, escuiers sieur du Mesnil-Gaillard, Tonneville, Le Verger et autres lieux nous ont très humblement fait remonster que depuis que deffunct Charles Daniel leur pere vivant escuier sieur du Mesnil-Gaillard, le plus ancien capitaine entretenu en la marine fut en aage de servir, il ne perdit aucune occasion de faire paroistre sa fidélité et affection au service du deffunct Roy nostre tres honoré seigneur et pere de glorieuse mémoire qui a ce subiect lhonora de plusieurs emplois ; sçavoir du commandement d'un vaisseau soubz le commandement du sieur de Montigny en mil six-cens trente, du vaisseau La Levrette en mil six cens trente six, en sorte quil se signala en la descente de Sardaigne et des isles de Ste Margueritte et de St Honorat et en mérita le tesmoignage du feu sieur comte D'Harcourt y ayant receu un coup de mousquet au col, en 1638 eust aussy le commandement d'un vaisseau nommé La Renommée et eut ordre de commander les huit vaisseaux qui debvoient courir la Manche pour asseurer le commerce et en l'année 1639 par lordre du dict deffunct Roy il passa en Angleterre pour exécuter les instructions dont il fut

chargé par le feu sieur cardinal de Richelieu, eut a son retour
le commandement du vaisseau Ladmirauté et en 1641 la commission pour faire la reveue de tous les vaisseaux de l'armée
navalle qui estoit aux environs de la Rochelle et fut estably
capitaine garde port dans la Rochelle, Brouage et Seudre, fut
capitaine du vaisseau Lolivares dans l'armée commandée par le
feu sieur de Bresey pendant les années 1641, 1642 et 1643, et
ensuitte du vaisseau nommé le S¹ Paul en 1646 avec lettres de
provision de capitaine entretenu en la marine des quels emplois
il s'acquitta sy dignement que voullant luy tesmoigner la satisfaction qui nous en restoit nous luy accordasmes de nostre
mouvement des lettres dannoblissement au mois de may 1648,
qui furent registrées en nos cour des Aydes et chambre des
comptes de Normandye les dix et vingt febvrier 1649. Cette
récompense dhonneur layant encore excité a notre service il eut
encore une commission du sieur duc de Vandosme pour commander le vaisseau de S¹ Thomas en 1655 dans lequel le dit
Anthoine Daniel lun des supplians en qualité de Lieutenant et
depuis ce volontaire soubz le feu capitaine Duquesne nous a
toujours rendu ses services mais comme nous aurions par nostre
Edict du mois de septembre 1664 revocque tous les annoblissemens accordez depuis l'année 1634, et que nous nous serions
réservez par le dict Edict la faculté de confirmer en leur noblesse ceux qui pour services signalez dans les armées et autres
emplois importans ont obtenu les dittes lettres de noblesse les
supplians qui se rencontrent dans ce mesme cas, leur père ayant
mérité cette rescompense par ses continuels services de trente

années et plus et dont lun est présentement lieutenant de nostre
navire nommé La Ville de Rouen et lautre sert vollontairement
soubz le commandement du sieur Foran nous ont tres humblement supplies et requis quil nous pleust leur confirmer le dit
annoblissement et ordonner quils jouiront des privilèges et
exemptions accordez aux autres gentilshommes du Royaume
nonobstant la révocation portée par nostre Eedit du mois de septembre 1664. A ces causes apres avoir fait voir a nostre conseil
les dites lettres patentes dannoblissement par nous accordées au
dit Charles Daniel au mois de May 1648 plusieurs commissions
données au dit feu Daniel pour le commandement de noz vaisseaux, commission donnée par nostre tres cher et bien amé
cousin le duc de Beaufort, Pair grand Maistre chef et surintendant général de la navigation et commerce de France au dit
Anthoine Daniel pour servir de lieutenant dans le dit vaisseau
La Ville de Rouen du vingt-quatre décembre dernier, deux cer-
tificats des sieurs Landeron et Estomarc officiers de la marine
des services des suppliants des cinq et vingt quatre avril dernier
de ladvis de nostre dit conseil et suivant larrest rendu en icelluy
le vingt huit avril 1667 dont lextrait est cy-attaché soubz le
contre scel de nostre chancellerie nous avons maintenu et conservé, maintenons et conservons par ces présentes signées de
nostre main les dits Anthoine et Pierre Daniel en lannoblissement accordé au dit feu Charles Daniel leur père par les dites
lettres patentes du mois de may 1648. Ordonnons qu'ils jouiront
ensemble leurs enfans, nais et a naistre en légitime mariage
des privilèges et exemptions dont jouissent les autres gentils-

hommes du Royaume a la charge de ne faire aucun acte desro-
geant nonobstant la révocation des annoblissemens portées par
l'Eedit du mois de septembre 1664; — ordonnons en outre que
les supplians seront inscrits et employez dans le catalogue et
estat des gentilshommes qui sera arresté au conseil et envoyé
dans les bailliages et eslections de Normandie. Sy vous mandons et ordonnons de faire registrer le dit arrest et ces présentes
pour estre executés selon leur forme et teneur et du contenu
en icelles ensemble des dites lettres de noblesse faire jouir et
user les dits Daniel leurs enfans et postérité plainement et paisiblement sans aucun trouble ny empeschement conformément
au dit arrest pour exécution duquel commandons au premier des
huissiers de nostre conseil ou autre huissier ou sergent sur ce
requis de faire toute signiffications, commandemens somma-
tions deffences y portées sur les peines y contenues et autres
actes et exploits à ce requis et nécessaires sans autres permis-
sions nonobstant clameur de haro, charte normande et lettres à
ce contraire, voullons qu'aux copies du dit arrest et des presentes collationnées par un de nos amez et feaux conseillers se-
crétaires foy soit adjoustée comme aux originaux. Car tel est
nostre plaisir. Donné à S¹-Germain-en-Laye le vingt neufiesme
Davril l'an de grace mil six cent soixante sept, et de nostre
règne le vingt-quatriesme.

5

## V.

Par devant nous Jacques Barrin chevalier seigneur marquis
de la Gallissonnière conseiller du Roy en tous ses conseils,
maistre des requestes ordinaire de son hostel, commissaire de-
party par sa Majesté en la généralité de Rouen et nous Louis
Duperron, escuier seigneur de Ceneville aussy conseiller du
Roy en ses conseilz en sa cour des aydes de Normandie, commissaire en cette partie pour la recherche des usurpateurs de
noblesse.

Sont comparus Anthoine et Pierre Daniel, escuiers, frères,
le dit Pierre sieur du Mesnil Gaillard, Tonneville et Verger,
lieutenant d'un des vaisseaux du Roy en son armée navalle
nommé la Ville de Rouen demeurant audit Mesnil Gaillard,
paroisse de Sotteville sur la mer lesquelz apres avoir passé leur
déclaration en nostre greffe quilz se maintiennent de qualité
noble ont produit en icelluy les tiltres et pièces justifficatives de
leur dite qualité lesquelz aiant examinez et veu la responce faite
a iceux par les commis de Nicolas Dalicourt chargé par sa Majesté
de la poursuitte et recherche des ditz usurpateurs ;

Conclusions du sieur Procureur du Roy en nostre commission
auquel le tout a esté communiqué ; tout veu et considéré,

Nous commissaires susditz, avons décerné acte aux exposans
de la représentation des lettres d'annoblissement de Charles

Daniel leur pere, arrest de confirmation et certifficats de services tres considérables rendus par le dit Charles Daniel et qui sont tous mentionnez en leur inventaire; lesquelles lettres d'anno-blissement, arrests, actes et certifficats de services apres avoir esté de nous paraphez ensemble ledit inventaire en touttes ses pages, nous avons ordonné les ditz actes leur estre rendus.

Fait à Rouen, le dix septiesme janvier mil six cens soixante huit.

## VI.

Louis par la grace de Dieu Roy de France et de Nauarre a nos amez et feaux conseillers tenants nos cours de Parlement et de nos comptes aydes et finances a Rouen, Presidents Lieutenants et Eleus en lélection dudit lieu Salut. Notre amée Louise Marie Daniel veuue de deffunt Alexandre Le Danois sᵣ de Gallemagne demeurant en notre ville de Rouen, faisant profession de la Religion Catholique Apostolique et Romaine Nous a fait remontrer qu'elle est issue de famille noble, Charles Daniel son ayeul ayant été anobly en considération de ses seruices et Anthoine Daniel pere de l'exposante ayant été maintenu et confirmé dans sa noblesse. Néantmoins l'exposante ayant épousé ledit Alexandre Le Danois de Galemagne qui étoit etranger originaire de Danemarcq qui étoit gentilhomme et dont néantmoins l'exposante ne sçauroit prouuer la noblesse ne pouuant faire venir les titres d'un pays si eloigne et que d'ailleurs on peut luy contester sa qualité en France l'exposante qui n'a été mariée auec luy que l'espace de quatre mois a cause quil vint a mourir elle craint qu'on ne luy veuille imputer a dérogeance ledit mariage et luy contester la qualité et les priuiléges de sa naissance, ce qui l'oblige à auoir recours à Nous, Nous supliant tres humblement de luy accorder nos lettres à ce nécessaires, A ces causes voulant fauorablement traitter lexposante et la conseruer dans l'honneur et les priuilèges de sa noblesse nous vous mandons et ordon-

nons par ces presentes signées de notre main que Notre Procureur général et autres qu'il apartiendra appellez par deuant vous
s'il vous apert que l'exposante soit noble et fille dudit Antoine
Daniel qu'il ayt été maintenu et confirmé dans sa noblesse en
ce cas vous ayez à la faire jouir du titre de noblesse et des privileges franchises et exemptions dont jouissent les autres nobles
de notre Royaume et de notre prouince de Normandie nonobstant le mariage par elle contracté auec ledit Alexandre Le Danois
de Gallemagne etranger dont elle ne peut justifier la noblesse
et qu'on regarde comme de condition roturiere que nous ne
voulons luy être imputée à dérogeance ny lui pouuoir nuire ny
préjudicier et dont nous l'auons de notre grace specialle pleine
puissance et autorité Royalle relevé et releuons par ces presentes
pouruéu toutesfois qu'elle soit actuellement en viduité et n'ayt
conuollé en secondes noces et qu'elle ne possède autres biens
de la succession dudit deffunct Le Danois de Gallemagne son
mary que son douaire et autres conuentions de son contrat de
mariage à la charge de payer la taille si elle y est imposée pour
la présente année seulement sans que ledit payement puisse luy
estre imputé ny luy préjudicier à l'auenir nonobstant toutes
ordonnances et arrests à ce contraires auxquels nous auons
dérogé et dérogeons par ces dites présentes, pouruéu toutesfois
que sondit pere et ayeul n'ayent été condemnez lors des deux
dernieres recherches que nous auons fait faire des usurpateurs
du titre de noblesse. Car tel est notre plaisir. Donné à Fontainebleau le douzième jour du mois d'aoust l'an de grace mil sept
cens douze et de notre regne le soixante dix.

# APPENDICE C.

DOCUMENTS INÉDITS RELATIFS AUX SERVICES RENDUS
PAR CHARLES DANIEL
ET AUX MISSIONS QUI LUI ONT ÉTÉ CONFIÉES.

I

*Vous êtes priez d'assister aux Convoy, Service et Inhumation
de deffunct Monsieur Jacques Regnault, Bourgeois de Roüen,
Doyen de Messieurs les Trésoriers de l'Eglise de Saint
Sauveur sa Paroisse, qui se feront       prochain,
   jour de        169  en ladite Eglise où il sera
inhumé: Messieurs et Dames s'y trouveront, s'il leur plaît.*

Priez Dieu pour le repos de son Ame.

Le feu sieur Regnault est decedé avec des sentimens vraïement
chrétiens âgé de quatre-vingt      ans. Il est né et baptisé le 4.
jour d'Octobre 1609. Il fût envoyé âgé seulement de onze ans en
Hollande et Zelande, où il demeura deux années quelques mois,
delà ses parens l'envoyerent à Seville en Espagne, où il passa
encore deux ans et où il apprit les Langues ; Etant de retour à
Roüen, il fût envoyé en Canada pour Commis dans les Navires
des Capitaines Daniel et Chausser de Dieppe ; ces Vaisseaux
ayant fait rencontre de Batiments Anglois commandez par les
sieurs Kercke de Londres, il y eut un rude combat dans lequel
le sieur Regnault eut les genoux brulez, le Capitaine Chausser
les jambes emportées d'un coup de Canon ; Après le retour de ce
voyâge, il fut envoyé à Lisbonne en Portugal dans un Vaisseau
6

chargé de Bled, pour vendre pour le compte de M. Graindor :
en revenant en France il fut attaqué par cinq Navires Turcs et
forcé pour éviter de tomber en esclavage de traverser au peril
de sa vie des Rochers qui endomagerent si fort son Batiment,
qu'il fût obligé de l'abandonner, d'en prendre un certificat du
Gouverneur de la Côte de Galice et du Curé de Malpicque, de
s'en aller à la Coulogne où il trouva le sieur Painotte de-Biard
Consul François qui l'assista, et se rendit à Castre en Biscaye
dans une Barque Espagnolle, où elle fut frétée pour Bordeaux,
et dans laquelle le sieur Regnault s'embarqua pour repasser en
France et revenir à Roüen ; quelque tems aprés il passa en
Angleterre, pour voir les ceremonies du mariage du Roy
Charles I. Il revint en France, et servit le Roy Loüis XIII, en
qualité de Volontaire au Siege de la Rochelle, depuis le 27.
jour de Septembre 1627. jusqu'à la prise ; il vint ensuite à
Dieppe, où aprés s'être perfectionné dans l'art de la Navigation
et de Geométrie chés le Pilote que le Roy y avoit établi, il fut
examiné et reçû Pilote et Capitaine pour le Roy à l'Audience de
l'Amirauté de Dieppe par Mr. Aveline Lieutenant de ladite
Justice, en presence du sieur Poignant Procureur du Roy et de
plusieurs Capitaines, par Acte du 29 Mars 1629. L'experience
qu'il avoit lors en la Marine étoit si connuë, qu'à peine eut il été
reçû Pilote, que Mr le Cardinal Duc de Richelieu qui étoit lors
à Suze en Piémont, luy envoya une Commission d'armer un
Vaisseau de quarante Tonneaux avec huit pieces de Canon et 40.
hommes d'équipage, pour donner la chasse et faire la guerre
aux ennemis de l'Estat, qui rodoient le long des Côtes de Nor-

mandie, Bretagne et Oleron, et empêcher le desordre que les
Vaisseaux Etrangers faisoient au Canal qui va à Broüage, en y
déchargeant tout leur Lestage ; il reüssit dans cette entreprise,
aprés laquelle il fut en Canada, mais la saison étant trop avancée
il fut obligé de tenir la Mer pendant cinq mois n'ayant pu abor-
der la terre à cause des tempestes et mauvais tems, il souffrit
beaucoup dans ce Voyage et par la corruption et le manque
desd. victüailles qui l'obligerent de revenir à Dieppe au mois de
Juillet 1635. Il épousa à Orleans Loüise Hazon, il demeura
quelque tems en ladite Ville il vint s'établir tout à fait à Roüen,
il continua ses emplois dans la Marine ; les Marchands de Paris,
Roüen et Dieppe l'obligerent d'armer en 1646. deux Fregattes et
une double Chalouppe en guerre pour servir de convoy aux
Vaisseaux qui venoient de Basse Normandie et Bretagne chargez
de Beurres, Sidres et autres Marchandises, et garder la pesche
des Harengs ; le contrat d'affretement en fut passé le 3. Aoust
1646. Il passa dans quatre de ses Fregattes le Regiment de Fol-
leville composé de 1000 hommes, et les fit débarquer en 1653.
à Dunkerque, lorsque les Anglois abandonnerent cette Place. Il
fit un traité avec M' Jacques Datin adjudicataire des gabelles
pour le convoy de tous les Sels destinez pour la fourniture des
greniers du Royaume pendant la guerre que la France avoit
contre l'Espagne et l'Angleterre. Il fut autôrisé par Arrest du
Conseil d'Estat du 28. Juin 1653. d'arréter tous les Navires qui
étoient dans les Ports pour composer la Flotte de 100 Vaisseaux
escortez de ces quatre Vaisseaux de Guerre qui étoient commandez par les Capitaines Raisin, Loyseau, Mahiet et Corpon ; Il a

pris plusieurs Pirates Anglois et François qui êtoient à la Côte
de Normandie. Il a fait bâtir au Havre de grace et à saint Valery
des Vaisseaux considerables qui ont été employez pour le service
du Roy, et les Ennemis ayant pris deux de ses Vaisseaux chargez de Moluë, il en fut averti par le sieur Baudry de Dieppe, il
equipa aussitôt deux doubles Chaloupes, et ayant été à leur
poursuite, il leur livra combat entre saint Valery et Fécamp, et
reprit ses deux Batimens qu'il ramena à saint Valery, où il
vendit la charge desdits Vaisseaux, une somme de 13000 livres.
Il a été Procureur et Receveur general de son Altesse Mr le Duc
de Vandosme Amiral de France, il a eu cet employ depuis 1654.
jusqu'en 1660. Il a été Commissaire pour le Roy en la Marine
au département de Roüen, ses Lettres ont été registrées en la
Table de Marbre ; en exerçant cette Commission il reçût une
insulte de Mr Filliat Gouverneur de la Citadelle du Havre de
Grace, en faisant la fonction de sa charge de Commissaire, pour
raison de laquelle ledit sieur Filliat fut mis par Arrest du Conseil en comparence personnelle sur le procez verbal que ledit
sieur Regnault envoya à Mr de Vandosme : lors de l'établissement des Compagnies des Indes il a eu l'honneur d'être deputé
vers les Princes et Republiques du Nort, de conferer souvent
pour les affaires du Commerce avec Mr le Chevalier Terlon
Ambassadeur de France, de signer avec Mr l'Ambassadeur les
Memoires qui ont été presentez aux Princes du Nort ; de boire
à sa table, et aprés avoir executé les ordres qu'il avoit, et fini
les affaires de sa deputation, il se rendit à Hambourg, Lubeck,
Hanoüer, Hamel, Liege, Cologne, Sedan, et étant rentré en

France, il vint à Paris où il rendit un compte si exact de sa negociation à M^rs les Commissaires, que pour recompense des services qu'il avoit rendus depuis un tems si considerable à l'estat, ils lui firent offre de luy donner l'administration de l'Isle de la Gardeloupe, mais étant avancé en âge, et aprés avoir eu l'avantage de servir son Roy et la Patrie pendant soixante années entieres, il s'est retiré à Roüen pour ne songer qu'à son salut, convaincu qu'il a été, que toutes les peines qu'un homme se donne pour acquerir du bien, ne sont rien s'il ne fait de bonnes œuvres pour gagner le Ciel ; c'est à quoy ledit sieur Regnault a employé la fin de sa vie, afin de trouver auprés de la divine misericorde le pardon de ses fautes.

*Priez Dieu pour luy.*

II

*Le comte de Harcourt, cheuallier des ordres du Roy, lieute-*
*nant général de ses armées naualles.*

Il est ordonné au s$^r$ Daniel de s'en aller mouiller demain
matin le plus prosche qu'il se pourra du fortin à suitte du sieur
Darrerac pour battre ledict fortin et les retranchements qu'il
jugera à propos et pour faciliter la descente des gens de guerre
que nous y espérons faire.

Faict à bord de l'ad¹ à la radde du Gourjan le 27 mars 1637.

HENRY DE LORRAINE,
Comte de Harcourt.

III

*Le comte de Harcourt, cheuallier des ordres du Roy, lieute-
nant général de son armée naualle.*

Certiffions à tous qu'il apartiendra que le sieur Daniel, cappitaine de l'un des vaisseaux de l'armée naualle du Roy nommé
la Levrette a tres fidellement seruy sa Maiesté dans le commandement du susdict nauire depuis que ladicte armée est à la
mer et qu'il s'est porté courageusement à toutes les occasions
qui se sont présentées tant en la descente de Sardaigne qu'en
celles des Isles Saincte Marguerite et Sainct Honorat et autres
ou l'on a eu besoing de son service jusques a présent, que sa
Maiesté désirant faire desarmer pour quelque temps une bonne
partie de ses vaisseaux Nous a ordonné daccorder nostre congé
aux capitaines, lieutenans et enseignes de ladicte armée qui voudront aller chez eux pour mettre ordre a leurs affaires jusques
a ce quils soient remandez. De quoy ledict sieur Daniel nous
auroit requis nostre congé passeport et certificat de seruices,
nous lui auons accordé le présent pour ledict temps ordonné par
sa Maiesté jusques a ce quil soit remandé. Faict à Toullon ce
vingt sept$^{me}$ jour d'octobre mil six cens trente sept.

                                  HENRY DE LORRAINE
                                      Comte de Harcourt.

        par mond' seigneur
              Faret.

## IV

*Ordre pour les vaisseaux qui doiuent aller au Haure.*

Tous les vaisseaux qui vont au Haure porteront auec eux
l'artillerie qui leur est ordonnée suiuant lestat du Roy sçauoir
le tiers fonte et les deux tiers de fer et le reste le laisseront à
Brest pour armer les autres vaisseaux à qui il en manque.

Sy lesdits vaisseaux manquent de quelque amarre ou voille
il leur en sera donné des autres vaisseaux qui désarmeront
ausquelz on les remplasera aussy tost.

Si les capitaines et esquipages de Guienne ou Brettaigne qui
sont sur les autres vaisseaux desirent demeurer dans leurs ports
ils le pourront faire pourveu quils trouuent quelque capitaine
qui se veuille charger de remettre le vaissean et les agreez en
mesme estat quils leur ont esté livrez.

Les esquipages de Normandie qui voudront retourner chez
eux seront portés par lesdits vaisseaux et Messieurs les chefs
desquadres auront soing quils soient nouris sur les victuailles
qui leur sont donneez pour la conduite des vaisseaux qui retour-
nent en Normandie.

Faict à bord de l'ad<sup>al</sup> à la rade de Belle isle le 19<sup>e</sup> d'octobre 1638.

Sourdis arch. de Bordeaux,

Par mond<sup>t</sup> seigneur
de Fayet.

## V

*Estat des vaisseaux qui doiuent s'en aller à la Manche.*

La Renommée.
Le s' Jean.
L Espérance.
Le Neptune.
La Royalle.
La Cardinalle.
La grand fregatte.

La fregatte du Havre commandée par le capitaine Oli-
uier lequel ira désarmer au Haure après auoir emploié ses victuailles auec le sieur Foullebois ou il luy est ordonné.

Les capitaines commandans les huict vaisseaux cy dessus
s'en iront droict à la rade du Haure ou ils receuront les ordres
de Son Eminence et en cas quils n'y pussent rader prendront
Dieppe, Honfleur ou le Hocq selon la nécessité du temps.

Ils obeyront tous au capitaine Daniel qui portera une flame à
son grand mast si bon luy semble et en son absence au capitaine
Duquesne et ainsy selon l'antiquitté.

Leurs enjoignans en cas quils trouuassent quelque ennemy
de cette couronne de les combattre et de les enmener auec eux
dans les ports ou ils vont et dassister tous les marchands autant
que faire se pourra faisant leurs routtes.

Faict à bord de ladmiral à la rade de Belleisle le 19ᵉ d'octobre
1638.

Sourdis arch. de Bord.

Par Monseigneur
De Fayet.

7

## VI

*De par le Roy.*

A tous nos lieutenans generaux en nos armées et Prouinces capitaines et commandans de nos villes et places baillifs, séné-chaux preuosts juges et leurs lieutenans maires escheuins de nosdites villes gardes des portes d'icelles et de nos ponts, ports peages et passages et à tous autres nos officiers et sujets quil ap-partiendra Salut, Nous voulons et vous mandons que vous ayez a laisser seurrement et librement passer par chacun de vos pou-uoirs et jurisdictions le s⁰ Daniel capitaine de Marine s'en allant en Angleterre pour affaires importantes à nostre seruice sans luy faire mettre ou donner ny souffrir luy estre fait mis ou don-né aucun arrest ou empeschement ains au contraire toutte fa-ueur et assistance dont il aura besoing. Car tel est nostre plaisir, donné à Fontainebleau le Xᵉ jour de januier mil six cens trente neuf.

LOUIS.

par le Roy
Bouthillier.

## VII

Mons. de Bellieure. J'enuoye en Angleterre le capp<sup>ne</sup> Daniel qui vous rendra cette lettre affin quil en tire quelques commodités pour mon seruice en la Marine et specialement pour y recouurer des vaisseaux dont iay besoing s'il y en trouue de la sorte que ie les desire, pour cet estat vous luy departires toute l'assistance dont il vous requierera fauorisant lexecution des ordres que ie luy ay donnes autant qu'il vous sera possible sur ce ie prie dieu quil vous ayt Mons<sup>r</sup> de Bellieure en sa s<sup>te</sup> garde. Escrit a Fontainebleau le X<sup>e</sup> januier 1639.

Louis.

Bouthillier.

A Mons<sup>r</sup> de Bellieure
Con<sup>er</sup> en mes conseils
et mon ambassadeur
en Angleterre.

## VIII

*Instruction au capitaine Daniel.*

Le capitaine Daniel ira droit à Callais et s'adressera au s$^r$ Fly commissaire de la marine pour sçauoir de luy s'il n'y a point en ces endroictz la des vaisseaux de 100 à 120 et iusques à 200 tonneaux légers et de bas prix propres à faire des bruslots.

Sçaura de luy s'il n'y auroit point moien de tirer de Dunkerque des vaisseaux pour cest effect et particulièrement s'il y en auroit point d'Olonnoys, les plus vieux aussy bien que les plus légers estans les meilleurs. On ne se soucie pas quils soient bons ou mauvais pourveu quils puissent seulement tenir la mer, et que rendus au Havre de grace ils ne reuiennent pas a plus de mil escus chacun y compris leur radoub.

Il fauldra (ainsy qu'on void) se seruir de lentremise de quelque Anglois qui puisse librement aller audit Dunkerque chercher lesdits vaisseaux et en faire le traicté aux conditions que l'Anglois les fera rendre audit lieu du Havre ou Dieppe. Et pour cest effect il fauldra sçavoir dudit Fly s'il connoist point à Douure quelques Anglois qui fussent capables de seruir a ce dessein. Passera s'il est besoin audit Douure pour faire le traicté desdits vaisseaux et pour en voir deux que ledit Fly a proposez l'un de 200 et l'autre de 120. Surtout dans le choix qui se fera desdits vaisseaux il fault prendre garde quils soient bons de voille et de gouvernail.

S'il se rencontroit quelque bon vaisseau de 3 a 400 tonneaux capable de seruir en guerre et en marchandise et qui fust à bon compte on l'achepterait volontiers sur l'advis que le dit Daniel en enuoyeroit.

Ledit cap<sup>ne</sup> Daniel pourra faire achapt jusques au nombre de dix vaisseaux pour seruir à faire bruslots.

Et se gouvernera en cet achapt avec tant de prudence et de secret que personne n'aye connaissance de son dessein.

Faict à Paris ce unz<sup>eme</sup> jour de januier 16 trente neuf.

LE CARD. DE RICHELIEU.

## IX

*Instruction au s* *capitaine Daniel de ce quil aura a faire es-*
*tant a la Rochelle ou il yra en toute diligence.*

Premierement salluera Monsieur le grand Prieur de ma part
et luy dira la commission qu'il a de moy pour trauailler à la
Rochelle, Brouage et Seuldre ou sont les vaisseaux du Roy.

Verra auec les commissaires lieutenans garde port et maistres
d'esquipages sy les nauires sont bien amarrez et fournis de matelots conformement a l'estat du Roy outre lequel nous auons
ordonné deux cens hommes pour la garde desdits vaisseaux que
commandera le s* de Pontaisicre lesquelz seront separez aux
lieux nécessaires pour seruir a la deffense des vaisseaux encore
que les ennemis y voulussent entreprendre et prendra neantmoins garde que le nombre d'hommes y soit complet.

Verra le désarmement des vaisseaux du Leuant et Ponant et
la consommation et sy le tout est en bon ordre, comme aussy
les choses qui leur seront nécessaires pour leur armement.

Visitera auec les commissaires de la marine et quelques bons
charpentiers les corps desdits nauires afin que de bonne heure
on reconnaisse le radoub quil est nécessaire dy faire.

Verra mondit dans les magasins la quantité de pouldres et

balles qui y sont et sy il sen trouuera assez pour larmement que on fera cette année et en cas quil y ayt de la pouldre gastée ou humide il la fera racommoder.

Ledit sieur Daniel fera esquiper le plus tost qu'il se pourra les deux brigantines de tout ce qu'il leur est necessaire pour aller a la mer a la reserue des capitaines qui sont les s⁽ᵉ⁾ Le Cocq et du Tuimur que nous a presentez le marquis de Breze nostre neveu, lesquelz auront soing de faire leurs esquipages et victuailles conformement à l'Estat du Roy et se rendre en toute diligence au lieu qae nous leur auons ordonné.

Fera venir de Seuldre à la Rochelle auec layde des brigantines au plustost le s⁽ᵗ⁾ Charle ses esquipages des fregattes l'Hermine et la Marguerite qui y sont en cas quils ne sy esquipent pour aller a larmée ou pour garder les costes affin de les acommoder en bruslots suiuant les ordres que j'en ay donnez et verra desdits deux vaisseaux que on acommodera comme dict est en bruslots ce qui sen pourra oster.

Visitera les magasins de la Rochelle et Seuldre et verra les vaisseaux et agreez quil y fault garder et ceux quil fault vendre comme les trois Roys et autres petits vaisseaux dont on ne peut tirer seruice ansanble les agreez et autres choses qui sont inutiles dans le magasin pour estre vendues au proffict du Roy.

Après auoir visité les vaisseaux destinez pour nauires a feu en escrira a de Loynes afin que s'il sen trouue quelqun inutille lon en achepte d'autres et fera tout pour trauailler aux cinq vaisseaux qui sont l'Hermine, la Marguerite, le petit s⁽ᵗ⁾ Jean, la prise Turcque et la Bretonne. De quoy le maistre des esquipages et le capitaine Jamin linformeront de tout ce qui sera necessaire y faire.

Verra aussi les canons qui sont sur lesdits vaisseaux l'Hermine, la Marguerite et le petit st Jean, de quels calibres ils sont et leur pesanteur tant de fer que de fonte et le nombre séparé desdits vaisseaux pour voir sil y en aura suffisamment pour les trois fregattes qui sont a Nantes et sy ils ont tous leurs affusts et les roues qui leur sont necessaires et autres ustancilles du maistre canonnier.

Verra les deux brigantins que le sr Baudet faict faire par nostre ordre et y fera trauailler promptement affin quils puissent seruir cette annéc, ensemble les trois flutes qui sont audit port de la Rochelle sçavoir les trois moulins, le porteur de bois et la fortune sur lesquelles (quand elles seront acommodées) lesdits capitaines garde costes mettront quelques hommes pour les conduire à Brest ou les deliurera aux capitaines qui doibvent prendre des matelots en Seuldre pour mettre sur leurs nauires qui sont à Brest pour les consigner audit lieu au sr du Menillet pour le seruice de lesquadre des grands vaisseaux et pour aller à Nantes et autres lieux querir du bois et autres choses nécessaires.

Et apres que ledit capitaine Daniel aura fait toutes les visites cy dessus il nous donnera promptement aduis de l'estat auquel il aura le tout trouue nous enuoyant des memoires signez de luy et des officiers du port de tout ce quil fauldra pour larmement desdits vaisseaux.

Et dautant quil y a deux vaisseaux au Havre quon destine

pour nauires a feu cette année et quaudit lieu du ·Havre il ny a aucuns faiseurs d'artiffices fera marché auec un homme quil y enuoyera dont il nous donnera aduis.

Verra encore quel petit vaisseau se peult donner à Fortis- cuyere pour mettre au Haure affin de lenuoyer en rade aux oc- casions pour reconnoistre qui y est et sy il sen trouve un le fera agreer pour lenuoyer audit lieu du Haure par la premiere flotte qui yra mais sy il ne sen trouue point il y fauldra donner un des brigantins que le s' commandeur Desgoutes faict faire.

Faict ce xiii° jour de janvier 1641.

Le Card. de Richelieu.

Par mondict Seigneur
De Loynes.

8

## X.

Armand Cardinal duc de Richelieu et de Fronsac, pair, grand maitre, chef et surintendant de la navigation et commerce de France gouverneur et lieutenant général pour le Roy en Bretagne, Au sieur Capitayne Daniel, Salut.

Estant necessaire pour le bien du service du Roy de commettre et establir un capitayne dans chacun des ports et havres ou tous les vaisseaux de sa Majesté se retirent pour y estre conservez lequel aura le soing avec le chef desquadre et commissaire général départy en chacque prouince de faire radouber et calfater lesdits vaisseaux conserver leurs agroiz aaparaux, de l'entretien des esquipages entretenus pour la garde et conservation d'iceux, pour à quoy satisfaire Nous avons estimé ne pouvoir faire meilleur choix que de vous. A ces causes, nous vous avons commis, ordonné et estably, commettons, ordonnons et establissons par ces présentes pour Capitaine entretenu dans les ports et havres de la Rochelle, Brouage et Seuldre pour avec lesdits chef descadre et commissaire général de la marine et en leur absence faire travailler au radoub et à tout ce qui sera nécessaire pour la conservation de tous les vaisseaux de sa Majesté qui sont dans ladite escadre de la Rochelle et de leurs agreez aaparaux et entretien des esquipages entretenus sur iceux, lesquels canons, agreez et autres choses dépendantes de chacun vaisseau soient rangez par ordre dans les magasins Et le tout conserver suivant quil est porté par les règlements sur ce faicts. De ce faire vous avons donné et donnons plain pouvoir et auctorité. Mandons et ordonnons à tous qu'il apartiendra de vous reconnoistre et obeir en ladite charge. Prions tous amis que besoing sera de vous donner toute ayde et assistance dont vous aurez besoing en l'exercice d'icelle En tesmoing de quoy nous avons signé ces présentes et à icelles faict mettre le scel de nos armes et contresigner par nostre secretaire ordinaire de la marine. A Rueil le xvᵉ jour de janvier mil six cent quarante et un.

Le Card. de Richelieu.

Par mond. Seigneur
De Loynes.

## XI

Le Duc de Fronsac, Marquis de Brésé, Pair, grand-maître, chef et surintendant général de la navigation et commerce de France, Gouverneur et lieutenant général pour le Roy es villes et gouvernement de Brouage, la Rochelle, pais d'Aunis et isles adiacentes.

Certifions que le sieur Daniel a bien et fidelement servy le Roy en qualité de cap$^{ne}$ d'un des vaisseaux de l'armée navalle de S. Ma$^{té}$ depuis qu'elle est sous nostre commandement, mesme la campagne derniere au combat rendu contre les ennemis ez mers de Cartagenne, s'y estant porté en homme de cœur et d'honneur et parce que le vaisseau qu'il commandoit ne peut estre en estat de servir cette présente année, nous lui avons permis de vacquer à ses affaires particulières à condition de se rendre près de nous toutes et quantefois que nous lui ordonnerons. En témoin de quoy nous avons signé ce présent certifficat à iceluy faict aposer le sceau de nos armes et contresigner par nostre secretaire ordinaire. A Paris le 18ᵉ may 1644.

Arm. de Maillé duc de Bresé.

Par mondit seigneur

GRAVIER.

# NOTES.

—

Page 5, ligne 1. — Les archives du ministère de la marine contiennent peu de documents antérieurs au ministère de Colbert ; mais M. Margry, qui en a la garde, m'a montré un bon vouloir égal à ses connaissances toutes spéciales, et aux conseils utiles qu'il m'a donnés il a joint l'indication de cette pièce inédite, que, sans lui, je n'aurais pas cherchée dans le registre 68 des manuscrits Godefroy, déposés à la bibliothèque de l'Institut, et dont la perte des papiers de l'Amirauté brûlés pendant le bombardement de Dieppe, en 1694, augmente la valeur incontestable.

P. 5, l. 7. — Jean Aveline, dont le fils Jacques fut, en 1655, nommé procureur syndic des États de Normandie, en cas de décès ou de démission de Jacques Baudry, avait épousé la sœur de ce dernier. (V. M. Ch. de Beaurepaire. — Cahiers des États de Normandie, 1610 à 1666.) Pour ceux qui connaissent l'homme et le savant, ai-je besoin de dire que je n'ai pas eu seulement à consulter ses travaux, mais que je n'ai pas fait un vain appel au confrère érudit dont la complaisance est aussi inépuisable que ses renseignements sont sûrs et précieux.

Aveline mourut au Pollet le 24 juin 1659, lors de l'entrée à Dieppe des comtes de Dunois et de Saint-Pol, fils du duc de Longueville. « Lorsqu'ils furent arrivez en ce fauxbourg, le sieur Aveline, lieu- « tenant au siège de l'Amirauté, leur fit un discours qui dura pen- « dant près d'un quart d'heure. Mais parce qu'il estoit malade et « qu'il s'estoit efforcé pour se présenter le premier, son mal « augmenta de telle sorte qu'il mourut presque en la même heure. »

Par une bizarre coïncidence, Charles Faucon, Premier Président du Parlement de Normandie, avait, dans la même ville, été frappé de mort subite, le 4 août 1617, dans la cour même du logis de la reine Anne d'Autriche qu'il venait de haranguer. (Asseline, *Antiquitez et chroniques de la ville de Dieppe*, t. II, pp. 263 et 305.)

P. 5, l. 15. — Rye ou Rhye, ville d'Angleterre dans la partie orien- tale du comté de Sussex à l'embouchure du Rother et à la gauche en entrant dans cette rivière. Le port de Rhye est assez fréquenté. En temps de paix, il est le port où l'on aborde ordinairement quand on passe de Dieppe en Angleterre.

(Bruzen de la Martinière, *Dict. géogr.*, 1741.)

P. 5, l. 22. — William Alexander ou Guillaume Alexandre, né en Écosse en 1580, mort en 1640, vécut sous Jacques Ier et Charles Ier. Ses poemes et ses tragédies lui avaient donné une célébrité passa- gère. En 1614, il avait été fait chevalier par Jacques Ier. En 1626, il devint secrétaire d'Etat pour l'Écosse et, en 1630, il devint pair du royaume sous le titre de vicomte de Stirling, qu'il échangea pour celui de comte en 1633. Son établissement au Canada n'eut qu'une courte durée.

P. 6, l. 10 et 19. — Le Canada se termine au sud-est par une pénin- sule appelée jadis l'Acadie et qui prit le nom de Nouvelle- Ecosse, lorsque Jacques Ier voulut nous en déposséder pour y envoyer ses compatriotes, en vertu des lettres patentes dont il est ici ques- tion et de la concession octroyée à William Alexander. C'est là, dans la baie française, aujourd'hui Fundy-Bay, que Pierre de Gua, sieur de Mons, avait fondé Port-Royal, appelé plus tard Annapolis, établissement qu'il concéda à M. de Poutrincourt.

P. 6, l. 11. — L'île de Man, entre l'Ecosse, l'Angleterre et l'Irlande, et que l'on a longtemps rattachée au groupe écossais des Hébrides.

P. 6, l. 23. — Robert Gourdon, appelé Gourden dans plusieurs passages de la déposition de Guerard, semble appartenir à la grande famille des Gordon, originaire du comté de Berwick, mais établie dans le nord de l'Écosse.

P. 7, l. 6. — Bleumaris, appelé plus loin Blenmaris, est sans doute le port de Beaumaris, ville capitale de l'île d'Anglesey, au pays de Galles. Les anciennes cartes portent Bewmaris et la prononciation anglaise de ce mot aura probablement amené le témoin peu lettré qui en parle à entendre Bleumaris.

P. 7, l. 12. — L'isle Boing est introuvable. Il faut admettre une erreur de copiste ou un nom défiguré par Guerard, victime de la prononciation anglaise. Je suis tenté de croire qu'il s'agit d'Édimbourg, capitale de l'Écosse et qui est à une trentaine de lieues de la résidence des Gordon, deux circonstances constatées par le déclarant.

P. 8, l. 10. — L'île de Cap Breton, appelée plus tard l'île Royale, qui semble le but final de la tentative dont parle Guerard et qui fût d'ailleurs trouvée occupée par un Écossais, lorsque le capitaine Ch. Daniel y aborda en 1629, est située au sud-ouest de Terre-Neuve, non loin de l'embouchure du Saint-Laurent et n'est séparée de la Nouvelle-Écosse que par l'étroit canal de Canseau.

P. 8, l. 19. — « Breteuil, espèce de couleuvrine ou fauconneau. » (Lacurne de Sainte-Palaye, *Dict. hist. de l'ancien langage françois*.) Dans le Dict. de Trévoux, 1704, verbo canon, on lit : « Les premiers « canons ont été appelez..... verteuils ou sautereaux. » Verteuil et Breteuil, qui sont évidemment le même mot, ne se trouvent ni dans le dictionnaire des termes militaires de la Chesnaye-des-Bois ni dans les traités sur l'artillerie d'Ufano, de Saint-Remy et de Labatut.

L'origine do ce vocable doit-elle se tirer de la ville de Bretouil, dans l'Eure, qui, de tout temps, a possédé d'importantes fonderies?

P. 12, l. 23. — Voir la première pièce de l'appendice C.

P. 13, l. 3. — Malgré nos légitimes réclamations, l'Angleterre ne nous rendit Québec qu'en 1632.

P. 13, l. 20. — Aucun contrat ou acte de mariage ne mentionne les veuvages assez fréquents qui se sont produits dans la famille Daniel : les femmes même qui se remarient n'y figurent que sous le nom de leurs pères.

P. 14, l. 15. — Le Bosc-Hulin, ancienne paroisse du doyenné de Longueville, est aujourd'hui réuni à la commune de La Chaussée et se nomme le Bois-Hulin.

P. 18, l. 5. — Le Mesnil-Gaillard, Tonneville et Le Verger étaient situés dans la paroisse de Sotteville-sur-la-Mer. Tonneville, *alias* Epinay, paroisse aujourd'hui réunie à Bourville, relevait du fief du Verger. Il en était de même pour le Mesnil-Gaillard. (Aveu de 1607, arch. de la Seine-Inférieure B. 151.) Le fief du Verger relevait du Roi à cause de la Vicomté d'Arques, ainsi que l'établissent deux aveux de Charles et d'Antoine Daniel des 1er Mars 1646 et 19 octobre 1673 vérifiés à la Cour des Comptes de Normandie les 10 février 1649 et 21 novembre 1678. (Arch. de la Seine-Inférieure, B. 151, pièce 1re.)

P. 18, l. 14. — Flute, navire de charge à fond plat, large et lourd.

P. 18, l. 23. — Signification à André Ouvry, chargé du recouvrement des taxes à lever sur les annoblis de Normandie.

P. 19. l. 10. — Aux pièces qui composent l'appendice B on pourrait ajouter pour mémoire la vérification des lettres de noblesse de Charles Daniel faite par M. de Corberon le 9 janvier 1649, l'enregistrement des lettres de confirmation accordées à ses fils, ordonné par arrêt de la Chambre des comptes de Normandie le 20 mai 1672, (papiers de M. Amyot du Mesnil Gaillard,) et une requête d'Anthoine Daniel à la Chambre des Comptes agréée par arrêt du 21 novembre 1678 à l'effet d'employer le droit de varech sur le fief du

Verger réservé par l'aveu au Roi de 1646. (Arch. de la Seine-Inférieure, E. 151.)

P. 20, l. 1 — Asseline, t. II, p. 210. — Les Policiens semblent surtout avoir été chargés de la distribution des secours aux indigents et de l'administration hospitalière. (V. l'Introduction de l'Hist. de la réformation à Dieppe par Guill. et Jean Daval, dits les policiens religionnaires, éditée par M. Le Sens pour la Soc. rouennaise de Bibliophiles.)

P 21, l. 5. — Registres de Neufville, 10 septembre 1657 : mariage de François Daniel et Perette Eude. Les époux sont tous deux de cette paroisse où la famille Daniel, nous l'avons prouvé, possédait des propriétés. François, si l'acte lui est applicable, eût donc été veuf lors de son union avec Marie du Busc, qui lui a survécu.

P. 21, l. 26. — Fondé par le duc de Guise le Balafré, le collège d'Eu avait été ouvert le 10 janvier 1583.

P. 22, l. 9. — Le P. Antoine Daniel avait fait de tels progrès dans les langues des sauvages qu'il avait pu traduire en vers hurons la prière du *Pater* et la transformer en un cantique qu'il chantait avec ses néophytes au commencement de chaque office. A son sujet on peut consulter Asseline, t. II, p. 269 et les Relations des Jésuites, 1611 à 1672, publiées en 3 volumes par les soins et aux frais du gouvernement canadien. Comme les Joinville, les Commines et les Montluc, les missionnaires écrivaient l'histoire après l'avoir faite; leurs successeurs n'ont pas répudié cette tradition et je rappelle avec reconnaissance les obligations que j'ai contractées envers le P. Martin, jésuite, qui à son retour du Canada, où il a exercé son ministère, a retracé avec une patriotique chaleur les vies de Montcalm, du P. Jogues et du P. de Brébeuf. Cette dernière biographie contient plus d'un renseignement sur le P. Daniel dont elle raconte la mort et l'on ne quitte pas ses pages émues sans accorder au courage simple et au dévouement civilisateur des hommes héroïques qu'elles nous dépeignent l'hommage d'admiration dont un auteur

9

protestant et américain, M. Parkman, supérieur à de mesquins préjngés, s'est fait à plusieurs reprises le respectueux interprète dans les publications connues qu'il a consacrées aux origines de son pays.

P. 23, l. 15. — Le rapprochement de quelques dates suffit à expliquer la transmission des biens des Daniel aux Amyot : les 13 septembre 1712 et 22 décembre 1734, aveux à Marie Daniel, dame des fiefs du Mesnil Gaillard, de Tonneville et du Verger ; le 20 avril 1762, sentence féodale au profit de Joseph Antoine Alexandre Amiot, Seigneur du Mesnil Gaillard, l'aîné de ses deux petits fils.

P. 24., l. 8. — L'histoire de cette douloureuse campagne a été écrite dans un volume intitulé : Les Gardes Mobiles (50° régiment) de la Seine-Inférieure au siège de Paris 1870-1871, par le lieutenant colonel Amyot du Mesnil Gaillard. Rouen, Augé 1878.

## LA PRISE D'UN SEIGNEUR ESCOSSOIS.

Cette pièce rare, inconnue aux bibliographes Stevens de Londres et Leclerc de Paris, est signalée comme importante par le fameux bibliographe américain Henry Harrisse. Si la première partie semble, comme le dit Malapart dans l'épître dédicatoire (p· 5, l. 5), reproduire le rapport adressé à Richelieu, le complément qui la suit est rempli de détails qui en relèvent l'intérêt. Les variantes qui existent entre la relation de Daniel que nous publions et celle que contiennent les voyages de Champlain, où l'on ne lit pas les additions de Malapart, sont sans valeur historique.

P. 1, l. 11. — Jean de Lauzon, d'après l'abbé Ferland, Hist. du Canada, et l'étude de sir Hippolyte Lafontaine sur la famille des Lauzon, était un des principaux membres de la Compagnie des Cent Associés. Au nombre de ceux-ci se trouvaient un oncle de Cavelier de La Salle (M. Gravier.—Cavelier de la Salle), le grand na-

vigateur rouennais, et, suivant les renseignements que me fournit le
P. Martin, Dablon, syndic de Dieppe, oncle du capitaine Charles et du
P. Antoine Daniel, dont le fils Claude Dablon, missionnaire jésuite
au Canada', mourut à Québec le 29 septembre 1697. Jean de Lauzon,
conseiller d'État, s'était fait remarquer par son zèle à soutenir les
intérêts de la Nouvelle-France; sa connaissance des affaires de la
colonie l'avait fait choisir pour un des commissaires chargés de son
administration et le 17 janvier 1651 il en fût nommé gouverneur.
Précédemment il s'était fait concéder la Seigneurie qui porte son
nom, l'île de Montréal, qu'il céda à la Compagnie de Villemarie et la
Seigneurie de la Citière : un de ses fils, sénéchal de la Nouvelle
France, mourut glorieusement avec sept autres français en se dé-
fendant contre les Iroquois à l'île d'Orléans.

Aubert de la Chesnaye, auteur d'un document qui fait partie de
la collection de M. Margry, où l'on constate que Jean de Lauzon,
revenu en France, y avait servi en qualité de sous-doyen du Conseil,
« logé au cloistre de Nostre Dame chez son fils, chanoine de ladite
« église, » ajoute : « Je ne l'ay veu que deux ans en Canada où il
« n'étoit guère aymé, à cause du peu de soin qu'il prenoit de soute-
« nir son caractère, sans domestique, ne vivant que de lard et de
« pois, comme un artisan ou manant. »

P. 6, l. 2. — Dans Nicolas Denys, description géographique et
historique des côtes de l'Amérique septentrionale, 1672, au chap. IX
il est parlé de l'existence au Canada d'un port Daniel situé à une
certaine distance de la baie de Ristigouche. Ce nom a-t-il été ins-
piré par le souvenir du capitaine ou celui du missionnaire ?

P. 6, l. 11. — Isaac de Razilly, avait trois autres frères qui honorèrent
la marine, Gabriel, François et Claude. Originaire de la Touraine,
cet illustre marin, qui par son mémoire sur les colonies présenté en
1626 à Richelieu détermina sans doute la fondation en 1627 de la
Compagnie des Cent Associés, servit en Afrique et au Brésil. Nommé
en 1627 commandeur de l'Ordre de Malte, bien qu'il lui manquât

une caravane et une année environ de résidence, il mourut en 1635
en Acadie où il se proposait de fonder un prieuré de l'Ordre.

P. 6, l. 13.— Le nom de Champlain inaugure comme celui de Montcalm
termine avec honneur la liste des Français qui se distinguèrent au
Canada et tous deux méritent le même respect. Samuel de Champlain
est le fondateur de la puissance française sur les bords du Saint
Laurent, Il a découvert les lacs Champlain, Huron, Ontario et a
fondé la ville de Québec. Ses *Voyages de la Nouvelle France Occiden-
tale dicte Canada*, forment un des éléments les plus sérieux de l'histoire canadienne. Il mourut le 25 décembre 1635, comme le constate
la relation de cette année faite par le P. Le Jeune, jésuite, qui
prononça son oraison funèbre.

P. 6, l. 15.— Chef de Baye, à l'extrémité N.-O. de la Grande Rade de
La Rochelle, en face l'ile de Ré et la roche de Lavardin. La carte du
pays d'Aunis, par Baillieul, dans le 7° Volume de la nouvelle description de la France par Piganiol de la Force, y indique l'existence d'un
fort sur le cap (chef) qui termine la baie au fond de laquelle est La
Rochelle. Les difficultés que l'envasement de ce dernier port et les
débris de la digue construite par Richelieu pour s'en rendre maître
occasionnent à la navigation ont fait naître depuis quelques années
l'idée de rétablir ce mouillage autrefois très sûr et à côté duquel était
un village dont les antiquaires ont retrouvé la trace.

P. 7. l. 6. — Le Grand Banc de Terre-Neuve, vaste banc de sable
dans l'Atlantique, à l'E. et au S.-E. de l'ile de ce nom; 1,000 k. de
longueur environ sur 300 de largeur : on y pêche la morue.

P. 7, l. 22. — Malabar, dans l'Inde. L'origine de la Compagnie
anglaise des Indes remonte à 1600.

P. 7, l. 25.— La carte de la partie orientale de la Nouvelle-France ou
Canada publiée dans l'histoire du P. Charlevoix indique une ile Siboux
en face de laquelle s'ouvre la rade du port Dauphin dans l'Ile Royale
appelée primitivement cap Breton.

« Le Chibou, principale partie de ceste isle, est une grande baye

« d'environ deux lieues de large en son entrée, qui va peu à peu
« s'estrecissant le long de six ou sept lieues qu'elle comprend en
« estendue ; sur le milieu à main gauche en montant au haut de la
coste qui regarde le Nord Ouest est basti le fort de Saincte Anne à
l'entrée du port, vis-à-vis d'une petite anse. » (Relation de quelques
particularitéz du lieu et des habitans de l'isle du Cap Breton envoyée
par le P. Julien Perrault de la Compagnie de Jésus, 1635).

On eût le tort de préférer à ce port, dont l'entrée est d'ailleurs difficile, le Hâvre aux Anglais situé plus au Sud, dont les environs
sont moins fertiles, auquel on donna le nom de Louisbourg et qui
devint la capitale de l'île  Je dois ce renseignement et bien d'autres
à M. Gravier, président de la Société Normande de Géographie, et
suis heureux de pouvoir lui témoigner ici ma gratitude.

P. 8, l. 4. — Port aux baleines, petite baie sans importance qui ne
figure ni sur les cartes modernes ni dans le recensement de 1871, et
qui avoisine Louisbourg.

P. 8, l. 6. — Voir sur Jacques Stuart les notes de la relation
anglaise.

P 8, l. 8. — Patache, anciennement petit vaisseau de guerre qui suit
un plus grand et lui sert d'éclaireur. (Littré et Lacurne de Sainte
Palaye.)

P. 8, l. 15. — Port Royal, aujourd'hui Annapolis en Nouvelle-
Ecosse ou Acadie.

P. 10, l. 6. — Ce français est appelé David Cochoan dans la relation
insérée aux mémoires de Champlain.

P. 10, l. 17. — M. Beamish Murdoch (hist. of Nova Scotia, 1er vol.
p. 72), demande si le port aux baleines n'est pas le lieu appelé depuis
Sainte Anne. Il commet une erreur évidente, puisque Daniel affirme,
d'une part ici que le fort construit par lui est sur la baie de Chibou,
que dans la note de la p. 7, l. 25, nous venons de voir que c'est dans
cet endroit que le P. Perrault place le fort Sainte Anne et que plus

has (note de la p. 11, l. 1), nous verrons que c'est bien le poste de ce nom qui a été confié au commandement de Gaulde.

P. 10, 1. 19. — Le P. Barthélemy Vimont s'était embarqué sur le vaisseau de Daniel Ancien recteur du collège de Vannes, il devint en 1639 supérieur général de la mission du Canada.

P. 10, l. 25. — Le P. Lalemant, qui s'était embarqué lo 29 juin 1629 pour le Canada, fît naufrage dans le canal de Canseau, près du Cap Breton, et dans une lettre du 1er octobre, l'intrépide missionnaire qui n'échappait à la mort dont les PP. Noirot et Malot étaient les victimes que pour être brûlé à petit feu avec le P. de Brébeuf le 16 mars 1649, raconte qu'un sauvage lui a dit qu'à 25 lieues de là le capitaine Daniel bâtissait une maison et y laissait des français avec un des pères jésuites qu'il avait à son bord. (Champlain.)

P. 11, l. 1. — Champlain qui le nomme Claude dans la relation de Daniel intercalée en ses mémoires l'appelle Gaude dans le récit qu'il fait plus loin des événements de 1631. Cette dernière désignation me semble d'autant plus admissible que je trouve dans Asseline, t. II, la mention d'une procession conduite en 1649 par M. Gaulde, grand vicaire de Monseigneur l'Archevêque.

Le récit que l'on trouve dans Champlain sur les événements de 1631 en confirmant le nom du fort construit par Daniel et sa situation topographique nous montre comment Gaulde exerça son commandement. Lorsque Daniel arrive le 24 juin au fort et à l'habitation Saincte Anne, il apprend que le lendemain de la Pentecôte, après avoir soupé avec son lieutenant Martel et lui avoir donné le mot, l'heure d'entrer on garde étant venue, Gaulde « entra dans le fort où il chargea une « carabine de trois balles qu'il tira sur ledit Martel, par une cano- « nière dudit fort, ainsi qu'il jouoit aux quilles et lui donna trois « balles dans le corps dont l'une lui perça le cœur. »

« Ceste action ainsi laschement commise ne peut estre excusable « audit Gaude, quoiqu'il soit vrai que jamais ils ne se soient peu « accorder ensemble, et que leurs humeurs estoient du tout incom-

« patibles : car si Gaude avoit envie de chastier ledit Martel, il devoit
« le faire prendre et le tenir prisonnier jusques à l'arrivée des vais-
« seaux, ou s'il doutoit qu'il y eust de la difficulté de le faire à cause
« des hommes de sa faction qui estoient en ceste habitation, il devoit
« s'armer de patience, et ce faisant il eust trouvé que messieurs les
» directeurs de Paris y avoient donné ordre par leur prévoyance, car
« ils avoient enjoint au capitaine Daniel de repasser en France ledit
« Martel et laisser ledit Gaude en sa charge avec ceux qu'il choisi-
« roit, tant des hommes de l'habitation que d'autres nouveaux que
« l'on lui envoyoit dans le vaisseau dudit capitaine Daniel, et ainsi
« il eust tiré une honneste vengeance de son ennemi, sans se précipi-
« ter dans ceste déterminée résolution qui ne lui peut apporter que
» du blasme et de la peine s'il est pris, et s'il n'eust trouvé les
« moyens de s'eschapper dans le pays, il eust couru risque de sa
» vie. »

P. 11, l. 7. — Falmouth.

P. 11, l. 8. — V. la relation anglaise..

P. 16, l. 5. — Description entièrement conforme à la topographie
de la baie de Chibou où le P. Perrault a vu le fort Sainte Anne,
auquel Daniel a donné ce nom sans doute en l'honneur de la reine
Anne d'Autriche. La remarque que le fort doit être *parfaict* au retour
de Daniel coïncide encore avec la relation des événements qu'il y
constate dès 1631 et que nous avons extraite plus haut des voyages
de Champlain.

P. 20, l. 14. — Les luttes religieuses, on le voit, se continuaient au
delà des mers. Outre ces mots de Malapart, il suffirait de citer le
passage où Champlain dépeint l'intolérance réciproque de ceux qui ne
devaient prêcher que la paix. « J'ai veu le ministre et nostre curé
« s'entrebattre à coups de poing sur le différend de la religion. »
(Chap. 8 du 1er livre.)

P. 20, l. 20. — Sur la baronnie d'Ochiltrie et son titulaire, même
observation que celle faite sur la ligne 6 de la p. 8.

P. 22, l. 7. — Les *despenses* faites antérieurement à l'entreprise dont il est question ici ne sont-elles pas une allusion à des expéditions antérieures de Daniel, notamment à celle de 1624 que nous avons mentionnée dans notre introduction et qui ne nous a été révélée (aucun historien n'en parle, les papiers de famille ne la mentionnent pas et aucun document ne la vise), que par la pièce 1 de l'appendice C, où elle est indirectement citée à propos d'un personnage étranger à la famille Daniel ?,

P. 23, l. 9 et 23 et p. 24. — André de Malapart, poète et soldat, ayant perdu un œil et « quasi » une de ses mains au service de son pays et qui quittait, sauf à la reprendre, l'épée pour la plume, est moins ignoré en Amérique que chez nous. Un Canadien, dont le patriotisme égale l'intelligence et dont le zèle respectueux pour les gloires de son pays se souvient de notre origine commune, a bien voulu, avec une sympathie dont j'ai ressenti les effets sans les épuiser, me fournir sur le lieutenant de Daniel des détails précieux. La France et la Nouvelle-France contiennent pour lui le même peuple auquel il applique, avec notre entière adhésion, cette amicale devise : *Fratres sanguine et corde.* Grâce à M. Benjamin Sulte, homme de lettres à Ottawa, auteur des *Laurentiennes* et des *Chants nouveaux*, qui, à ces inspirations d'une poésie toujours vraie et gracieuse a joint des œuvres plus graves, comme la *Chronique trifluvienne* et l'*Histoire de la ville des Trois-Rivières*, j'ai retrouvé la trace de Malapart au Canada.

André de Malapart était, en 1639, commandant aux Trois-Rivières, ville située sur le Saint-Laurent, au-dessus de Québec et au-dessous du lac Ontario. « *Anno Domini* 1639, *Die* 5º *Augusti Ego Claudius* « *Pijart baptisavi infantem duobus eviciter annis, patre Patchir8tin,* « *matre vero Achichk88, de la nation de l'Hiroquet des Mata8achkrini.* « *Andrœas nominatus est à patrino D. Andrœas de Malapart arcis* « *moderatore.* » Cet acte de baptême où figure, comme parrain, le commandant de Malapart, qui donne son nom à un jeune sauvage, n'est pas le seul qui soit inscrit sur le registre de la paroisse des Trois-Rivières, et on le retrouve le 4 juillet 1634 comme parrain du fils de Tchimanes et de Chichip, baptisé au fort par le P. Buteux ; le 21 juillet 1638, il tient sur les fonds, avec Marie Le Neuf, originaire du pays de Caux, mariée à Jean Godefroy natif de Lintot, la fille du brasseur du poste des Trois-Rivières et, le 4 mars 1639, avec Madame Nicolet, femme de l'interprète, venu de Cherbourg, il participe au baptême de la fille d'un Algonquin. J'ai tenu à reproduire ces détails qui nous représentent un coin de la Normandie sur la rive canadienne.

### APPENDICE A.

Cette pièce inédite est le rapport de Jacques Stuart, lord d'Ochiltree, adressée au gouvernement anglais. Elle est tirée des Archives de Londres (*state papers, colonial series. Vol 5 n° 46*). Écrit avec naïveté, mais avec une incorrection de style et d'orthographe qui en rend la lecture difficile, ce document, démenti nécessaire de la relation de Daniel et de son lieutenant, a donné au traducteur, qui a essayé d'en reproduire le texte presque littéralement, une peine comprise par ceux qui tenteront de la lire en anglais et dont la compensation ne peut être obtenue que par l'indulgence extrême des confrères à qui il la soumet.

P. 5, l. 2. — Ochiltree est en Écosse dans le Wigtown et lord Ochiltree avait quitté ce que la relation française appelle sa baronnie pour tenter fortune au Canada. Jacques Stuart, venu au Cap Breton avec son fils Thomas, était sans doute un de ces *lairds* faméliques que Walter Scott a si souvent dépeints et qui abusaient de leur nom pour prétendre à une parenté royale, soit dans le but d'exciter plus facilement une sympathie utile à leurs intérêts, soit par une vanité encouragée par les habitudes d'un pays où les alliances au degré le plus éloigné sont soigneusement comptées. Les services militaires

10

des Écossais dans la garde de nos rois, comme le séjour en France des princes détrônés par l'avènement de la maison d'Orange à la couronne d'Angleterre ont peuplé la France autant que l'Amérique de ces parents de souverains sans sujets. Une excursion faite en Bretagne il y a quelques années m'a fait découvrir à Quilvala, hameau de Merdrignac (Côtes-du-Nord), la présence de Joseph Stuart, chevalier de Saint Louis, capitaine au régiment royal écossais, décédé dans cette commune en 1784; la tradition locale en faisait un cousin du prétendant, qui se serait réfugié en France après la bataille de Culloden et, loin de chercher à détruire cette opinion peu justifiée mais qui lui attirait le respect du voisinage, le chevalier, on l'appelait ainsi, ne manquait pas, dans les actes où il figurait comme parrain (baptême Bagot, 11 mars 1772), de nommer l'enfant Annibal pour rappeler sa haine contre la famille régnante d'Angleterre et faire contre elle une allusion inoffensive au serment du Carthaginois contre Rome. Dans combien de provinces de pareils faits ne se sont-ils pas produits? Je n'en voudrais pour exemple que celui cité par M. Ch. de Beaurepaire (Soc. des Bibliophiles normands, Miscellanées, 2e série. — Statuts et Règlements concernant l'instruction publique en Normandie), qui mentionne au nombre des Maîtres écrivains de Rouen, en 1779, l'abbé Stuart, prétendant aussi descendre de la maison royale de ce nom.

P. 6. — L'on voit que Jacques Stuart transforme en une surprise, en une trahison presque, l'action courageuse de Daniel.

P. 7, l. 15. — Fleaboat, fly-boat, bateau-mouche ; flibot, flûte qui ne dépasse pas cent tonneaux.

(Lacurne de Sainte-Palaye).

P. 11, l. 14. — En 1608, au décès de Favet, « sergeant maior de Dieppe, » Jean de Montpellé, Seigneur de Roquigny, fût pourvu de cette charge (Asseline, t. II, p. 126). Je n'ai pu découvrir ses successeurs : *Monsur Schobnell* ne serait-il pas monsieur Chauvel ? Ce nom était porté à Dieppe par d'honorables bourgeois, je le trouve le 2 décembre

1635 dans un acte de vente consenti par Anthoine, Charles et André
Daniel à David Chauvel l'aisné — Les registres de Quevilly (Le
Sens, hist. de la réformation à Dieppe par Daval, notes; mentionnent
en 1650 David Chauvel bourgeois de Dieppe et le 14 juillet 1658
constatent le mariage de son fils David, avocat au Parlement, avec
Anne Bauldry.

P, 13, l. 2 et 17. — Daniel revint en effet en 1631 et en 1632 au
Cap Breton. Les archives anglaises contiennent d'ailleurs des dé-
pêches qui confirment le rapport de Jacques Stuart d'Ochiltree et
qu'il suffit do mentionner :

Nº 46. — Dépêche de Paris du 22 janvier 1630 de Thomas Edmond
sur ce qui s'est passé à l'amirauté de Dieppe.

N. 47. — Renseignements de lord Ewchiltrie (sic) Janvier 1630.
Avis du départ projeté de vaisseaux français qui quitteront Dieppe
le 20 février.

Nº 41. — Pétition du capitaine Constance Ferrer, qui accompagnait
lord Ochiltree et qui sollicite une indemnité, décembre 1629.

Nº 80. — 7 avril 1630. « Liste des capitaines envoyés au Canada en
« six vaisseaux appartenant au Roi de France qui devront être prêts
« à mettre à la voile dans six semaines (identique à celle comprise
« dans le nº 74 en mars):

« Chevalier de Montigny ( amiral de la flotte );

« Chevalier de Saint-Clair (Monteclair dans la précédente);

« Sieur do Nost de Fécamp.

« Sieur de Lombards ;

« Capitaine Daniel ;

« Capitaine Arnaud. »

(State papers, colonial series, vol. 5).

## APPENDICE B.

P. 17. — La Galissonnière dans sa recherche de la noblesse rappelle l'anoblissement de Charles Daniel et les confirmations obtenues par ses fils Anthoine et Pierre les 28 avril 1667 et 17 janvier 1668.

Il décrit ainsi les armoiries : « d'azur au chevron d'or au chef et « deux estoiles de mesme en pointe, un lyon rempant aussy de « mesme; issant d'une mer d'argent. »

Toutes les pièces contenues dans cet appendice sont mentionnées ainsi que celles qui composent l'appendice suivant dans un inventaire par lequel les deux frères Amyot, petits fils de Marie Daniel, ont, trois mois après son décès, le 17 juin 1747, vérifié tous les papiers de la famille qui ont été confiés à l'aîné. C'est ainsi qu'ils sont arrivés aux mains de leur propriétaire actuel qui a bien voulu me les communiquer.

Si quelques pièces semblent contenir les mêmes énonciations, notamment celles numérotées II, III et IV, leur examen fait voir que par quelques détails elles se complètent l'une l'autre.

La VIᵉ pièce, intitulée à sa marge relief de noblesse pour femme, constate la transmission de la noblesse à la petite fille de Charles Daniel.

### APPENDICE C

P. 41, l. 4, 5, 10. — Regnault est mort âgé de quatre-vingt-deux ans le jeudi 29 novembre 1691.

P. 41, l. 16. — Avec plus d'authenticité que la légende controuvée des funérailles de Charles Quint pendant sa vie, voici une autobiographie et une invitation à ses obsèques faites par un bourgeois alors qu'il était en pleine possession de son existence, ayant la précaution de laisser en blanc les mentions que son décès permettrait seul de remplir. Curieuse à ce titre, autant que par les détails qu'elle contient sur la carrière d'un rouennais qui semble avoir eu quelque mérite, cette pièce a pour nous la valeur singulière de nous révéler une campagne de Daniel que rien ne nous faisait connaître et d'en fixer la date à l'année 1624, avant le départ de la reine d'Angleterre pour la cérémonie de son couronnement, départ qui eût lieu en juin 1625. Ce très précieux document appartient à mon excellent confrère M. l'abbé Julien Loth, professeur de la Faculté de Théologie et je lui renouvelle mes affectueux remerciments pour l'amical empressement avec lequel il l'a mis à ma disposition.

P. 41, l. 18. — David Kertk, dieppois, se fixa avec ses deux frères en Angleterre, trahit son pays et prit Québec en 1629, après la longue résistance de Champlain dont il n'eut raison que par la famine.

P. 46. — Cette pièce et les suivantes jusqu'à la fin du volume sont tirées des archives de M. du Mesnil Gaillard et nous n'avons reproduit dans toutes les commissions que nous avons lues que celles dont le texte nous a semblé offrir un intérêt historique.

P. 46, l. 8. — Le Gourjan. — « *La rade du Gourgen* prend son » nom selon moi, du mot latin *guerges*, qui signifie *gouffre sans fond*, « que dans le·jargon des provinces méridionales du Royaume « on nomme Gourg et en quelques-unes des septentrionales Gorg. « est éloignée d'Antibes d'un gros quart de lieue, et de cinq milles « par mer, à cause du contour du Cap d'Antibes. Les Bâtimens sont « en sûreté dans cette rade, et peuvent y entrer et en sortir par « toutes sortes de temps ». (Piganiol de la Force, Nouv. desc. de la France, t. V.) C'est aujourd'hui le golfe Jouan, commune de Vallauris, département du Var. — L'ordre qu'on vient de lire est relatif à l'attaque des îles Saint-Honorat et Sainte-Marguerite.

P. 47. l. 9. — Les îles de Lérins furent reprises aux Espagnols en 1637, par le comte d'Harcourt, parti de la rade du Gourjan. Elles sont en face et près de cette rade et sont au nombre de deux, Saint-

Honorat, célèbre jadis par son couvent et Sainte-Marguerite où fut enfermé pendant quelque temps l'homme au masque de fer. Voir sur ce combat le Mercure de France de 1637, T. XXI. p. 314.

P. 49. l. 18. — L'on voit Duquesne servir ici sous les ordres de Ch. Daniel.

P. 50. — Les pièces VI. VII et VIII sont relatives à une mission secrète en Angleterre confiée à Charles Daniel ; elles sont, comme les autres, publiées pour la première fois et la signature que portent les instructions de l'envoyé comme celle qui se lit à la pièce IX en fait des documents spécialement intéressants.

P. 54. l. 5. — La Seuldre est dans la Charente-Inférieure, comme le Brouage, petit port en face d'Oléron et la Rochelle qui se trouve vis à vis de l'île de Ré.

# TABLE.

## APPENDICES :

### APPENDICE A.

### APPENDICE B. — TITRES DE NOBLESSE.

### APPENDICE C. — MISSIONS ET COMMANDEMENTS.

www.ingramcontent.com/pod-product-compliance
Lightning Source LLC
Chambersburg PA
CBHW052219270326
41931CB00011B/2409